BEI GRIN MACHT SICH IHR WISSEN BEZAHLT

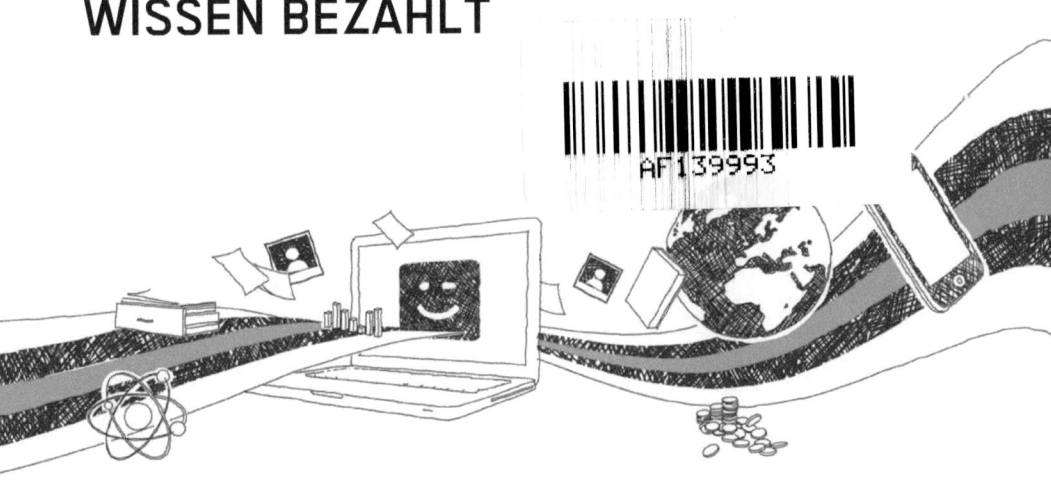

AF139993

- Wir veröffentlichen Ihre Hausarbeit,
  Bachelor- und Masterarbeit

- Ihr eigenes eBook und Buch -
  weltweit in allen wichtigen Shops

- Verdienen Sie an jedem Verkauf

Jetzt bei www.GRIN.com hochladen und kostenlos publizieren

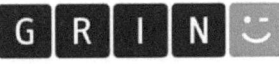

Bibliografische Information der Deutschen Nationalbibliothek:

Die Deutsche Bibliothek verzeichnet diese Publikation in der Deutschen National-bibliografie; detaillierte bibliografische Daten sind im Internet über http://dnb.d-nb.de/ abrufbar.

Impressum:

Copyright © 2018 GRIN Verlag
Druck und Bindung: Books on Demand GmbH, Norderstedt Germany
ISBN: 9783668907157

Dieses Buch bei GRIN:

https://www.grin.com/document/459380

Lisa Grüner

Rauchabsaugung. Gesundheitsförderung im Operationsbereich

GRIN Verlag

GRIN - Your knowledge has value

Der GRIN Verlag publiziert seit 1998 wissenschaftliche Arbeiten von Studenten, Hochschullehrern und anderen Akademikern als eBook und gedrucktes Buch. Die Verlagswebsite www.grin.com ist die ideale Plattform zur Veröffentlichung von Hausarbeiten, Abschlussarbeiten, wissenschaftlichen Aufsätzen, Dissertationen und Fachbüchern.

Besuchen Sie uns im Internet:

http://www.grin.com/

http://www.facebook.com/grincom

http://www.twitter.com/grin_com

SONDERAUSBILDUNG IN DER PFLEGE IM
OPERATIONSBEREICH

13.11.2017 bis 20.12.2018

ABSCHLUSSARBEIT

zum Thema

Rauchabsaugung

Gesundheitsförderung im Operationsbereich

vorgelegt von: Lisa Grüner

Inhaltsverzeichnis

KURZZUSAMMENFASSUNG

Chirurgischer Rauch ist ein Teil der Umgebung während operativer und invasiver Eingriffe. Da Laser und Elektrochirurgie alltäglich geworden sind, ist bei OP-Personal ein erhöhtes Risiko für gesundheitliche Bedenken in Zusammenhang mit der Exposition gegenüber chirurgischem Rauch. Seit Mitte der 70er Jahre ist das Beweismaterial, dass die gefährlichen Bestandteile von Operationsrauch dokumentiert, weiter gewachsen. Trotz der Beweise und Empfehlungen verschiedener Organisationen gibt es keine einheitlichen Anforderungen, die die Evakuierung von chirurgischem Rauch vorschreiben. In dieser Abschlussarbeit werden aktuelle Forschungsarbeiten zur Ermittlung potenzieller Gesundheitsgefahren sowie die aktuellen Empfehlungen zur Filtration und Evakuierung von Operationsrauch identifiziert. Chirurgischer Rauch ist ein Toxin, das dem Zigarettenrauch ähnelt. Die Ablation von 1 g Gewebe erzeugt eine Rauchfahne mit einer äquivalenten Mutagenität gegenüber sechs ungefilterten Zigaretten. Es wurde die Anwesenheit von reizenden, karzinogenen und neurotoxischen Verbindungen im elektrochirurgischen Rauch bewiesen. Darüber hinaus bestehen andere Gefahren, unter bestimmten Umständen, wenn Gewebe mit gefährlichen Viren infiziert ist. Es wurden über mehrere Fälle von HPV-Übertragung vom Patienten zum behandelnden Personal berichtet. In den Operationssälen ist die chirurgische Rauchinhalation ein Berufsrisiko. Experten empfehlen die Verwendung von Rauchabzugsgeräten und speziellen Filtern, da Mund-Nasen-Masken alleine keinen adäquaten Schutz vor chirurgischen Rauch bieten.

Abkürzungsverzeichnis

Abb.	Abbildung
AfPP	Association for Perioperative Practice
ACORN	Australian College of Operating Room Nurses
Anm.	Anmerkung
AORN	Association of periOperative Registered Nurses (USA) [sic]
ASchG	ArbeitnehmerInnenschutzgesetz
BOHS	British Occupational Hygiene Society
bzw.	beziehungsweise
ca.	circa
cm	Centimeter
CMR	kanzerogenen, mutagenen und reproduktionstoxischen;
CSA	Canadian Standards Association
CO_2	Kohlendioxid
DGKP	Diplomierte Gesundheits- und Krankenpfleger/ in
d. h.	das heißt
DIN	Deutsches Institut für Normung
EN	Europäische Norm
engl.	Englisch
f.	folgende
FFP	filtering face piece
ggf.	gegebenenfalls
HEPA	High Efficiency Particulate Air Filter
HF	Hochfrequenz
HPV	humane Papillomaviren

Hrsg.	Herausgeber
Hz	Hertz
IFPN	International Federation of Perioperative Nurses
kHz	Kilohertz
LEV	local exhaust ventilation
m	Meter
mg	Milligram
m^3	Kubikmeter
MHRA	Medicines and Healthcare Products Regulatory Agency
MHz	Megahertz
NIOSH	National Institute for Occupational Safety and Health
nm	Nanometer
ORNAC	Operating Room Nurses Association of Canada
OP	Operation/ Operationssaal
o. S.	ohne Seite
O_2	Sauerstoff
RLTA	Raumlufttechnischen Anlagen
S.	Seite
sog.	Sogenannt
TAV	Turbulenzarme Verdrängugslüftung
TRGS	Technische Regeln für Gefahrstoffe
U.K.	Vereinigtes Königreich (United Kingdom)
ULPA	Ultra Low Particulate Air
USA	Vereinigten Staaten von Amerika (United States of America)
vgl.	vergleiche

vs.	versus
W	Watt
µm	Mikrometer
%	Prozent
>	größer als
≤	ist kleiner als

Abbildungsverzeichnis

Tabellenverzeichnis

0 VORWORT

Mein Diplom allgemeine Gesundheits- und Krankenpflege erlangte ich, bei den XY in Wien im September 2008. Im zweiten Ausbildungsjahr hatte ich ein Praktikum im OP und wusste sehr bald nach Beginn dieses Praktikums, dass der OP für mich die Abteilung war, auf der ich nach der Diplomierung arbeiten möchte.

Nach Absolvierung des Diploms zog ich nach Belfast, Nord Irland (Großbritannien). Es dauerte einige Monate bis die benötigten Formalitäten zwischen dem „Nursing and Midwifery Council" in London und dem Bundesministerium für Gesundheit in Wien abgeschlossen waren und ich im „XY" als „Registered General Nurse" arbeiten durfte. Erst im Oktober 2009 wurde mir eine Stelle im OP angeboten, die ich selbstverständlich annahm. Insgesamt war ich fast fünf Jahre in Belfast im OP tätig, mit interner Rotation der Fachbereiche; Allgemein Chirurgie, Brust Chirurgie, Urologie und Gefäß Chirurgie sowie die Anästhesie im Belfast City Hospital und Royal Victoria Hospital.

Seit Februar 2015 arbeite ich im OP in der Privatklinik XY und habe meine Entscheidung nach Österreich zurück zu kommen nicht bereut.

In unserer Gesellschaft wird das Thema: Gesundheit und Gesundheitsförderung immer mehr von Bedeutung; gesunde Ernährung, sportlich aktiv sein, wenig Alkohol und nicht rauchen. In den letzten Monaten war die Schlagzeile: *Rauchverbot* sehr stark in den Medien verbreitet, aber unsere neue Regierung hat sich geeinigt, dass das bisher geplante Rauchverbot 2018 für die Gastronomie nicht umgesetzt wird. Diese monatelange Thematik, der Diskussion hat mich motiviert über chirurgischen Rauch im Operationssaal zu denken und dadurch habe ich die Idee meiner Abschlussarbeit bekommen.

An dieser Stelle möchte ich mich bei all denjenigen bedanken, die mich während der Anfertigung dieser Abschlussarbeit unterstützt und motiviert haben, Almir, meine Freunde & Familie und Arbeitskollegen. Meine Betreuerin DGKP Elke Poßegger, die mich richtungsweisend und mit viel Engagement während meiner Arbeit begleitet hat. Ein herzliches „Dankeschön" an meinen Vater, Friedrich Grüner, für seine Zeit und Mühe als Korrekturleser, konstruktive Kritik und motivierende Worte.

Ich möchte darauf hinweisen, dass aus Gründen der leichteren Lesbarkeit auf diesen Seiten die männliche Sprachform verwendet wird. Sämtliche Ausführungen gelten natürlich in gleicher Weise für die weibliche.

1 EINLEITUNG

Die allgemeine Bevölkerung sorgt sich bereits seit Jahren über das einatmen, kontaminierter Luft. Die schädlichen Toxine von Tabak, Rauch, toxische Gase von Kunstrasen, die Luftverschmutzung von beschränkten Räumen, wie zum Bespiel Flugzeugkabinen, und die Schwebeteile eines Feuers, haben auf lokale- sowie nationalebene Schlagzeilen gemacht. Saubere Luft ist für eine gute Gesundheit notwendig, aber hinter den geschlossenen Türen der Chirurgie, war die Aufmerksamkeit der Luftqualität noch nie im Fokus. Wird es dem Personal im Gesundheitswesen rückblickend peinlich sein, ihre Kavalier Einstellung gegenüber chirurgischem Rauch, wie einst damals dem Zigarettenrauch zuzugeben? Forschung hat bewiesen das über 500.000 Mitarbeiter die im Gesundheitswesen tätig sind, der Gefahren von chirurgischem Rauch ausgesetzt sind. Obwohl es weit verbreitete evidence-basierende Rauchgasabsaugungsempfehlungen gibt, ist die Compliance zwischen DGKP und anderem chirurgischem Personal nicht konsistent. Diplomierte Gesundheits- und Krankenpfleger im Operationsbereich berichten von ansteigenden Vorfällen mit Atemwegsproblemen verglichen mit der allgemeinen Bevölkerung. Diese alarmierende Information könnte das Resultat von jahrelangem Einatmen des chirurgischen Rauches im Operationssaal sein (vgl. Watson, 2011: 214).

Aus diesen Aspekten kann sich die folgende Forschungsfrage gestellt werden.

Im Rahmen der Gesundheitsförderung für OP Personal sind Rauchgase im OP Panik machender Mythos oder echtes Gefahrenpotential? Und wie kann sich das OP Personal am besten gegen Rauchgase im OP schützen?

Zur Beantwortung dieser Fragestellung wurde die Methode der Literatur- und Internetrecherche verwendet. Ebenfalls wurden Fachzeitschriften zur Beantwortung der Fragen herangezogen.

2 HOCHFREQUENZCHIRURGIE

Einen Operationssaal, ohne den Einsatz von Hochfrequenzchirurgie kann man sich heute nicht mehr vorstellen. Für Operateure aller Fachrichtungen, ist die Anwendung von Vorteil, egal ob bei offenchirurgischen Eingriffen oder in der minimalinvasiven Chirurgie, das Gewebe gezielt thermisch zu behandeln und den Blutverlust zu minimieren ist von höchster Bedeutung. Sie leistet einen sehr wertvollen Beitrag. Durch automatische Überwachungsfunktionen ist für den Patienten größtmögliche Schonung und Sicherheit gewährleistet was den Einsatz- und die Funktionsvielfalt der modernen HF-Chirurgiegeräten angeht. Vorschriftsmäßige Nutzung geht bei allen HF-Chirurgiegeräten im OP vor. Die Bildung vom thermischen Effekt, ist die Grundlage der Hochfrequenzchirurgie. Weil die Frequenz des Wechselstroms mindestens 300.000 Hz (300 kHz) beträgt, gilt die Bezeichnung Hochfrequenzchirurgie. Biologisches Gewebe kann dosiert und gezielt behandelt werden, wenn der thermische Effekt erzeugt wird (vgl. Raiser, 2009: 38).

Unter Hochfrequenz- oder HF-Chirurgie versteht man, den assistierten Einsatz von elektrischer Energie um das Ziel der Hämostase, Gewebedurchtrennung oder -versiegelung zu erreichen. Über spezielle Applikatoren wird hochfrequenter Wechselstrom (gewöhnlich 0,3- 4 MHz) in das zu behandelnde Gewebe geleitet, wo es zu einer thermischen Gewebewechselwirkung kommt, die durch den elektrischen Gewebswiederstand hervorgerufen wird. Die Veränderung oder Zerstörung von Gewebezellen werden thermisch induziert. Seit vielen Jahren ist die HF-Chirurgie die leitende Form der Elektrochirurgie und in allen operativen Fachdisziplinen das dominierende Handwerkzeug. Der größte Vorteil der hochfrequenzchirurgisch assistierten Gewebetrennung ist, dass ein gleichzeitiger Verschluss der betroffenen Gefäße bzw. Blutstillung mit dem Schnitt entsteht, im Vergleich zu herkömmlicher Schneidetechnik mit Skalpell oder Schere. Desgleichen kann ohne Einsatz von körperfremden Materialien schnell und einfach die Methode zur gezielten Hämostase blutender Gefäße, durch deutlich abgegrenzte Koagulation erreicht werden im Vergleich zur alternativen Gefäßligatur. Andere Vorteile sind der mögliche Einsatz in der Endoskopie, die prophylaktische Keimverschleppung und mechanische Gewebeschonung. Prinzipiell können die Anwendungsformen der HF-Applikationstechnik in monopolare, monoterminale und bipolare Verfahren eingeteilt werden. Dabei kommt die monopolare Anwendungstechnik am häufigsten zum Einsatz (vgl. Hug/Haag, 2017: 617).

2.1 Monopolar

In der monopolaren Elektrochirurgie ist die aktive Elektrode in der Wunde. Der Strom fließt zur großen Neutralelektrode, die an einer anderen Stelle am Patientenkörper platziert wird, zurück. Wärme entwickelte sich im Gewebe um die aktive Elektrode (vgl. Seeber/Shander, 2007: 176).

Bei der Technik des monopolaren Systems müssen vom HF-Chirurgiegerät (Generator) eine aktive und eine Neutralelektrode angeschlossen sein. Elektrische Energie vom Generator fließt durch die aktive Elektrode (Handstück) zum Patienten (Abb.1).

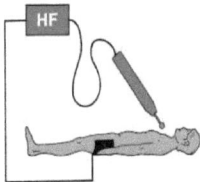

Abbildung 1: Monopolarer Stromkreis (Quelle: Medizintechnik, 2017: 625)

Wenn diese Energie in einer kleinen Kontaktfläche konzentriert wird und das Gewebe hohe Impedanz (Gewebewiderstand) bietet, wird durch die aktive Elektrode im Gewebe kontrollierte Erwärmung entstehen bzw. die notwendigen physikalischen Effekte erzeugt (Schneiden und Koagulieren). Die elektrische Energie fließt durch den Patienten zur Neutralelektrode oder „patient return electrode (PRE)" die am Patienten platziert wird. Damit die Stromdichte relativ gering bleibt, ist die Kontaktfläche zwischen der Neutralelektrode und der Patientenhaut groß. Die Energie fließt zum Generator zurück und somit ist der Stromkreislauf geschlossen. Sollte der Kontakt zwischen der Neutralelektrode und dem Patienten nicht komplett vollständig sein, hat der abfließende Strom an diesen Stellen einen geringeren Widerstand, konzentriert sich in diesem Bereich und verursacht Verbrennungen (vgl. Hug/Haag, 2017: 624).

2.2 Monoterminal

Monoterminal zeigt sich durch das nur eine Elektrode Strom zum Patienten liefert. Verfahren, die eine gleichgültige Elektrode nicht benutzten, so wie Elektrodehydrierung und Elektrofulguration sind Monoterminal. In diesen Verfahren werden Elektronen nach dem Zufallsprinzip verstreut (vgl. Robinson, 2010: 142).

Die monoterminale Technik ist im Grunde genommen eine Sonderform des monopolaren Verfahrens. Es wird keine Neutralelektrode eingesetzt. Der Stromkreis schließt sich über die Kapazität des Patientenkörpers zu dessen geerdete Unterlage (Abb.2).

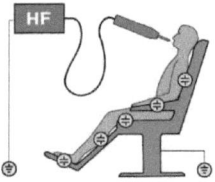

Abbildung 2: Monoterminaler Stromkreis (Quelle: Medizintechnik, 2017: 625)

Es eignet sich diese Technik nur für kleine Eingriffe, im Bereich kleiner Arbeitsströme wie z.B. in der Dermatologie oder in der Zahnheilkunde. Für diese Anwendungstechnik sind Geräte mit einer maximaler HF-Ausgangsleistung von 50W erlaubt, daher ist der Betrieb dieser Geräte möglich, auch ohne einer Neutralelektrode. Es fließt bei dieser Arbeitsweise HF-Strom über die Erde zum Gerät zurück, daher besteht die Möglichkeit auftretender elektromagnetische Interferenzprobleme in erhöhtem Ausmaß mit anderen elektrischen Geräten. Es ist nicht erlaubt, Geräte deren Ausgangsleistung höher als 50W entspricht, monoterminal einzusetzen, inkorrekte Bedienung können beim Patienten ernste Verbrennungen verursachen (vgl. Hug/Haag, 2017: 624).

2.3 Bipolar

Im bipolaren Kreislauf ist eine Neutralelektrode nicht notwendig, da beide Aktive- und Neutral- Elektroden ein Instrument sind, wie z.B. eine bipolare Pinzette. Der Strom fließt vom Generator zu einer Branche, durch das Gewebe, zur anderen Branche und wieder zurück. Elektrische Energie wird also direkt vom Instrument zum Generator zurückgeführt um den Stromkreislauf zu schließen (Abb.3). Demzufolge gewährt die bipolare Technik mehr Sicherheit in der Feinpräparation, da der Strom einen minimalen Weg im Körper zwischen beiden Elektrodenspitzen zurücklegen muss. Dies gewährt daher einige Vorteile gegenüber der monopolaren Technik. Die Verbrennungsgefahr am Patienten durch leitfähige Gegenstände ist reduziert, sowie der Einfluss von Herzschrittmacher und anderen Geräten die am Patienten angeschlossen sind, wie z.B. Monitoring (vgl. Hug/Haag, 2017: 625).

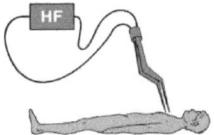

Abbildung 3: Bipolarer Stromkreis (Quelle: Medizintechnik, 2017: 625)

Ein Nachteil der bipolaren Technik ist, dass für eine gleiche Ausgangsleistung, die Impedanz Belastung niedriger und der Gewebeeffekt möglicherweise weniger ist, im Vergleich zur monopolaren Technik. Das Resultat, Koagulation, Verkohlen und Gewebeadhäsionen benötigt mehr Zeit mit der Möglichkeit, zufälligem Reißen von benachbarten Blutgefäßen (vgl. Ferreira/Ferreira, 2016: 71).

2.4 Laser

In 1917 hat Albert Einstein mit seiner Theorie „stimulierten Emission" vorgebracht, dass Photonen die Emission eins weiteren Photons stimulieren könnte, das identische Eigenschaften zum ersten besitzt. Dies ist die Idee hinter dem Laser Licht. In 1958 haben Townes und Schawlow an dieser Theorie gearbeitet und die Prinzipien gegründet die in weiterer Folge zu der Entwicklung von LASER (engl.) L**ight A**mplification by **S**timulated **E**missions of **R**adiation, geführt haben. In 1960 demonstrierte Theodore Maiman praktisch den ersten Laser mit einem Rubinkrystall simuliert mit einer Blitzlampe und einem Spiegel. Der rote Strahl hatte eine Wellenlänge von 694 nm. Seit diesem ersten Laser sind viele anderen Materialien entdeckt worden, die fähig sind Laserlicht zu produzieren (vgl. Shokrollahi et al, 2004: 28).

Die Lasertechnologie entwickelt sich immer mehr da mehr chirurgische Anwendungen erforscht und eingeführt werden. Der Einsatz nimmt zu, da die Ärzte in der Laseranwendung geschickter werden. Der Laser hat die Entwicklung der minimal invasiven Eingriffe und endoskopische Technik, sowie ophthalmischen und dermatologischen Anwendungen gefördert. Das wahre Potenzial des Lasers muss erst realisiert werden, da medizinische Fachkräfte verschiedene Verfahren erforschen, die ein Vorteil von dieser Nutzung sein könnten. Es gibt viele bereits bekannte Erfolge, wie z.B. kürzere Operations- und Narkosezeiten; weniger intraoperative und postoperativen Blutverlust, da Blutgefäße verödet werden; ermöglicht eine schnellere Genesung und Rückkehr zum täglichen Alltag. Dadurch, dass Lasersysteme fähig sind hohe Energiemengen auf sehr kleinen Flächen zu konzentrieren, präsentieren sie auch dementsprechende Gefahren (vgl. Rothrock, 2015: 242).

2.5 Ultrasonic Gerät

Zum Schneiden und Koagulieren, stellen vibrierende mechanische Energiegeräte eine sichere Option zur Verfügung. Hochfrequenz-Schallwellen werden bis zur Klingenspitze propagiert, um Ultraschall- Energie zu produzieren. Diese Ultraschallwellen haben eine Frequenz größer als 20.000Hz und können vom menschlichen Ohr nicht wahrgenommen werden. Wenn die Spitze mit Gewebe in Kontakt kommt, verursacht die mechanische Bewegung das Vergällen von Proteinen im Gewebe, da Wasserstoffbrücken zerstört werden. Da die Proteinmoleküle durcheinandergebracht werden, bildet sich ein klebriges Koagulum, dadurch werden kleinere Blutgefäße zusammengeschweißt (vgl. Rothrock, 2015: 249f.). Das Ultraschallskalpell hat deutliche Vorteile. Viel weniger Wärme wird in das Gewebe übertragen und verursacht somit weniger Gewebeschäden und Rauchbildung. Das Verletzungsrisiko von benachbartem Gewebe ist nicht vorhanden, aufgrund der fehlenden elektrischen Energie sowie Hitzeeinwirkung. Da es keine Rauchbildung gibt, wird das Ultraschallskalpell in laparoskopischen Eingriffen bevorzugt. Ein Ultraschallskalpell ist auch funktionstüchtig in von Flüssigkeit umgebenes Gewebe zu schneiden, was sehr nützlich sein kann (vgl. Seeber/Shander, 2007: 180).

3 RECHTLICHE LAGE

In diesem Kapitel werden die rechtlichen Grundlagen beschrieben. Angefangen mit Österreich und in weitere Folge wird, Thematik- spezifisch, ein Vergleich mit anderen Ländern Weltweit ausführlich angegeben (Anm. des Verfassers).

3.1 Rechtliche Lage in Österreich

Das Arbeitnehmerschutzrecht ist ein Teil des Arbeitsrechtes, das öffentliche rechtliche Normen beinhaltet. Es gibt auf europäischer Ebene Richtlinien, so wie die Arbeitnehmerschutz-Richtlinie (89/391/EWG) und mehreren Einzelnrichtlinien, die im österreichischen Recht umgesetzt werden müssen. Diese werden anhand des ArbeitnehmerInnenschutzgesetz und die dafür erlassenen Verordnungen ausgeführt (vgl. Sozialministerium Arbeitsinspektion, 2015: 1).

3.2 ArbeitnehmerInnenschutzgesetz

„§2. (6) Arbeitsstoffe im Sinne des Bundesgesetzes sind alle Stoffe, Gemische (Zubereitungen) und biologische Agenzien, die bei der Arbeit verwendet werden. Als „Verwenden" gilt auch das Gewinnen, Erzeugen, Anfallen, Entstehen, Gebrauchen, Verbrauchen, Bearbeiten, Verarbeiten, Abfüllen, Umfüllen, Mischen, Beseitigen, Lagern, Aufbewahren, Bereithalten zur Verwendung und das innerbetriebliche Befördern."

„(7) Unter Gefahrenverhütung im Sinne dieses Bundesgesetzes sind sämtliche Regelungen und Maßnahmen zu verstehen, die zur Vermeidung oder Verringerung arbeitsbedingter Gefahren vorgesehen sind. Unter Gefahren im Sinne des Bundesgesetzes sind arbeitsbedingte physische und psychische Belastungen zu verstehen, die zu Fehlbeanspruchungen führen."

„(7a) Unter Gesundheit im Sinne des Bundesgesetzes ist physische und psychische Gesundheit zu verstehen."

„§4. (1) Arbeitgeber sind verpflichtet, die für die Sicherheit und Gesundheit der Arbeitnehmer bestehender Gefahren zu ermitteln und zu beurteilen. Dabei sind die Grundsätze der Gefahrenverhütung gemäß §7 anzuwenden (…)."

„§7 Arbeitgeber haben bei der Gestaltung der Arbeitsstätten, Arbeitsplätze und Arbeitsvorgänge, bei der Auswahl und Verwendung von Arbeitsmitteln und Arbeitsstoffen, beim Einsatz der Arbeitnehmer sowie bei allen Maßnahmen zum Schutz der Arbeitnehmer folgende allgemeine Grundsätze der Gefahrenverhütung umzusetzen:

1. Vermeidung von Risiken;

2. Abschätzung von nicht vermeidbarer Risiken;

3. Gefahrenbekämpfung an der Quelle; (...);

5. Berücksichtigung des Standes der Technik;

6. Ausschaltung oder Verringerung von Gefahrenmomenten;

7. Planung der Gefahrenverhütung mit dem Ziel einer kohärenten Verknüpfung von Technik, Tätigkeiten und Aufgaben, Arbeitsorganisation, Arbeitsabläufen, Arbeitsbedingungen, Arbeitsumgebung, (...)."

(Bundesrecht konsolidiert: Gesamte Rechtvorschrift für ArbeitnehmerInnenschutzgesetz, Fassung vom 11.07.2018: o. S.)

3.2.1 Grenzwerteverordnung §15: Luftrückfuhr

„§ 15. (1) Bei Verwendung von eindeutig krebserzeugenden Arbeitsstoffen (Gasen, Dämpfen, Schwebstoffen) ist die Rückführung der Abluft von Klimaanlagen, Lüftungsanlagen oder Absaugeinrichtungen (Absauganlagen oder Absauggeräten), auch wenn diese gereinigt ist, in Räume verboten (Umluftverbot)."

(Bundesrecht konsolidiert: Gesamte Rechtsvorschrift für Grenzwerteverordnung 2018, Fassung vom 04.11.2018.)

3.2.2 Normen

Normen sind Empfehlungen die auf freiwilliger Basis eingesetzt werden, können jedoch vom Gesetzt übernommen werden und somit Gesetzesrang erlangen. Austrian Standards International – Standardisierung und Innovation (ehemaliges Österreichische Normungsinstitut) ist der einzige Verein, dessen Regelwerke als ÖNORM bezeichnet werden dürfen (vgl. WKO, 2018: o. S.).

3.2.3 Richtlinie

„Richtlinien oder Direktiven binden die [europäischen] Mitgliedstaaten in Hinblick auf die innerhalb einer bestimmten Frist zu erreichenden Ziele; sie überlassen den Mitgliedstaaten jedoch die Wahl der Mittel, mit denen diese Ziele erreicht werden sollen. Richtlinien müssen entsprechend den einzelstaatlichen Vorschriften in nationales Recht umgesetzt werden". (Parlament, Republik Österreich, 2018: o. S.)

3.3 Vergleich mit anderen Ländern

Zunächst werden die Vorgaben anderer Länder beschrieben. Beginnend mit Deutschland, anschließend andere Länder, die zum Teil Organisationen gegründet haben, erforschtes Thema-spezifisches Wissen, in Richtlinien zu definieren und aktuelle ‚Guidelines' herausgegeben haben (Anm. des Verfassers).

3.3.1 Deutschland

In Deutschland sind die Technischen Regeln für Gefahrstoffe, Gefahrenstoffe in Einrichtungen der medizinischen Versorgung (TRGS) 525 ist seit September 2014, in Kraft getreten und fordert den Einsatz von Rauchabsaugung in Krankenhäusern. Die Menge der Rauchgasentwicklung hängt von vielen Faktoren ab und kann durch den Anwender und der Gerätetechnik beeinflusst werden. Es kann zu einer intensiven Exposition gegenüber Pyrolyseprodukte (Chirurgischen Rauchgase) kommen, besonders in Operationsbereichen wo elektrochirurgische und Laser Verfahren eingesetzt werden. Chirurgische Rauchgase werden von einer Mischung aus dampf- und gasförmigen, festen und flüssigen Substanzen dargestellt. Außerdem ist eine intensive Geruchsentwicklung durch die thermische Zersetzung von Gewebe unvermeidbar. Bewiesenermaßen können chirurgische Rauchgase biologisch aktive Bestandteile (Zellreste, Zellen, Viren etc.) enthalten.

Im Rauch konnten flüchtige Substanzen mit kanzerogenen, mutagenen und reproduktionstoxischen; CMR (engl. carinogenic, mutagenic, reprotoxic) - Eigenschaften im Spurenbereich nachgewiesen werden. Aus ultrafeinen Partikeln besteht der größte Teil der partikulären Belastung bei Beschäftigten. Bei elektrochirurgischen- oder Laserverfahren kann die Luftkonzentration während der Behandlung kurzzeitig einige mg/m^3 betragen und aufgrund ihrer Menge die Luftwege der Beschäftigten belasten. Durch Laser- oder elektrochirurgische Eingriffen muss die Verbreitung von biologisch aktiven Zellen und Zellenbestandteile als wahrscheinlich angesehen werden. Es lässt sich die dadurch entstehende Exposition allerdings nicht quantifizieren.

Die eingesetzten Geräte sollten Stand der Technik sein. Ist die Emission chirurgischer Rauchgase nicht adäquat vorzubeugen, ist zu testen, ob diese an der Entstehungsquelle erfasst werden können, z.B. durch die Benutzung von Handstücken mit integrierter Absaugung oder durch Verwendung einer getrennten Lokalabsaugung. Der Einsatz von Geräten, die wahrscheinlich chirurgische Rauchgase erzeugen, sollten nur in Eingriffsräumen benutzt werden die mit moderner raumlufttechnischen (RLT) Anlagen nach DIN 1946 Teil 4 ausgestattet sind, wie z.B. Operationsräume. Diese Sicherheitsvorkehrungen können eine relevante persistente Belastung der Raumluft durch chirurgische Rauchgase, während elektrochirurgischen oder Lasereingriffen verhindern und somit vermeiden, dass das OP-Personal belastet wird. Allerdings abhängig von der Intensivität von Verfahren, die Rauch erzeugen, kann es erforderlich sein, lokale Rauchabsaugungssysteme zu benutzen um die Rauchgasbelastung direkt am OP-Feld zusätzlich zu verringern, auch aus der Perspektive einer möglichen Infektionsgefährdung. In Arbeitsräumen ohne RLT-Anlagen, z.B. im veterinärmedizinischen Bereich, ist der Einsatz von lokaler Absaugung erforderlich und die Rückführung der abgesaugten Luft nur zulässig, wenn zusätzlich ein HEPA-Filter und ein Aktivkohlefilter verwendet werden um partikulärer Rauchbestandteile sowie gas- und dampfförmiger Komponente zur Zurückhaltung dienen. Im Rahmen der Einweisung und Unterweisung nach §2 Medizinprodukte Bertreiberverordnung und § 14 Gefahrenstoffverordnung im Speziellen über die Entstehungsmechanismen des Rauches und die Möglichkeiten der raucharmen Benutzung der Geräte sind die Beschäftigten zu informieren. Es ist im Rahmen der Gefährdungsbeurteilung zu entscheiden, ob weitere Schutzmaßnahmen erforderlich sind, wenn sich durch die organisatorischen und technischen Maßnahmen die Rauchgasgefährdung nicht beseitigen lässt wie z.b. partikelfiltrierende Halbmasken nach FF_P2 nach DIN EN 149. Um sich gegenüber chirurgischen Rauchgasen zu schützen, ist der normale medizinische Mundschutz kein geeignetes Mittel (vgl. TRGS 525, 2014: 22f).

3.3.2 World Nursing Organisations

„The Association for Perioperative Practice" (AfPP) ist eine registrierte Wohltätigkeitsorganisation die der Verbesserung von Fähigkeiten und Wissen innerhalb von Operationseinheiten, assoziierten Bereichen und sterile Dienstleistungen Abteilungen dient. Mit dem Ziel die Pflegequalität innerhalb der National Health Service (NHS) sowie den unabhängigen Sektor in ganz Großbritannien zu steigern. AfPP unterstützt auch den Austausch von Fachinformationen zwischen Mitgliedern und die Zusammenarbeit mit anderen Berufsverbänden. Dazu gehören , Ministerien der Gesundheit, die kooperative Zusammenarbeit im Bereich der perioperativen Versorgung, die medizinischen Royal Collagen, die Chefpflegekräfte aller vier Mitgliedsländer [England, Wales, Schottland und Nord Irland], viele der britische Sicherheitsinstitutionen und andere Gruppen, die gegründet wurden um spezifische Themen zu diskutieren. In AfPP Standards und Empfehlungen für die perioperative Praxis; Standard 2.6 Lasers besagt: Zur Rauchentfernung müssen spezielle Rauchabsaugsysteme verwendet werden (vgl. AfPP, 2007: o.S.)

Operating Room Nurses Association of Canada (ORNAC) ist die Organisation, die perioperative Krankenschwestern in ganz Kanada vertritt. Bei chirurgischem Rauch wird empfohlen: Wann immer Elektrokauterisation verwendet wird, sollte es in Verbindung mit einer Rauchabsaugung verwendet werden (vgl. ORNAC, 2007: o.S.)

Die Association of periOperative [sic] Registered Nurses (AORN) Standards und Empfehlungen für die Praxis fordert die Evakuierung und Filtrierung von chirurgischem Rauch. Eine Positionserklärung aus dem Jahr 2008 erkennt an, dass chirurgischer Rauch eine Gefahr für perioperatives Personal darstellt, und drängt auf die Verwendung von persönlicher Schutzausrüstung sowie die Evakuierung und Filtration von Rauch. Die Aussage besagt weiter, dass perioperatives Personal über die Gefahren von chirurgischem

Rauch aufgeklärt werden sollte, um das Bewusstsein für die Notwendigkeit zu erhöhen, Rauch zu evakuieren und filtrieren (vgl. AORN, 2009: o.S.).

Australian College of Operating Room Nurses (ACORN) vertritt professionelle Krankenschwestern in Australien. Die Richtlinien zur Organisationspraxis enthalten Empfehlungen zur Rauchableitung. Grundsatz: Es wird empfohlen, die Exposition von Patienten und medizinischem Personal gegenüber chirurgischen Rauchwolken und Rauch zu vermelden. Das Personal soll angemessene Gerätschaften und Verfahren nutzen, um dem ausgesetzten Risiko von chirurgischem Rauch vorzubeugen. Die Exposition von chirurgischem Rauch soll während chirurgischen Verfahren auf ein Minimum gehalten werden. Bei chirurgischen Verfahren mit einer wahrscheinlichen Erzeugung von Rauchgasentwicklung sollen Rauchabsaugungsgeräte verfügbar sein (vgl. ACORN, 2006: o. S.).

"The British Occupational Health Society" (BOHS) haben für die Managers der NHS, ein Beratungsdokument entwickelt zu chirurgischen Rauch. Die schädlichen Auswirkungen des Rauchinhalts werden anerkannt und es wird die lokale Absaugung „LEV" (engl. local exhaust ventilation) stark empfohlen. Anerkannt werden die schädlichen Auswirkungen. Operationssäle haben in der Regel eine hohe Lüftungsrate. Die verhindert jedoch nicht die Emission von Rauch in den Raum oder die Exposition von Personal. LEV ist erforderlich, um dies zu erreichen. Die bekannte Reizung, die anderen gefährlichen Eigenschaften der Kontamination der Bestandteile und die anhaltende Bedenken hinsichtlich chronischer Wirkungen führen zur Schlussfolgerung, dass wirksame LEV als eine kontrollierte Maßnahme angesehen werden müssen (vgl. BOHS, 2006: o.S.).

Die Canadian Standards Association haben hinsichtlich Rauchabsaugung in Kanada, einen sehr detaillierten Standard entwickelt. Das Dokument identifiziert die Gefahren von chirurgischem Rauch und unabhängig wo dieser entsteht, die bedeutsame Wichtigkeit der Absaugung und Filtern. (vgl. CSA, 2009: o.S.).

Das IFPN ist eine weltweite Organisation, deren Mitglieder perioperative Organisationen in Ländern auf der ganzen Welt sind. Im Juli 2007 verabschiedete das IFPN eine Richtlinie zum Schutz des perioperativen Personals vor chirurgischem Rauch: Es ist wichtig, dass Arbeitgeber und Arbeitnehmer sich des Problems der chirurgischen Rauchfahne bewusst sind und sicherstellen, dass Richtlinien zur Verringerung der Exposition gegenüber chirurgischem Rauch vorhanden sind und dass diese Richtlinien auch den Gesetzen zur Gesundheit und Sicherheit am Arbeitsplatz oder anderen gesetzlichen Leitlinien entsprechen sowie der Internationalen Elektro-technische Kommission (IEC), Normen, die für die jeweilige Gesundheitsversorgung relevant sind (vgl. IFPN, 2007: o.S.).

4 DER RAUCH

Chirurgen und OP-Personal sind routinemäßig einer durch thermische Gewebezerstörung erzeugten chirurgischen Rauchwolke ausgesetzt. Dies stellt eine erhebliche chemische und biologische Gefahr dar und wurde als mutagen wie Zigarettenrauch nachgewiesen. Es wurde berichtet, dass **die Ablation (chirurgische Entfernung/Abtragung) von 1 g Gewebe eine Rauchfahne mit einer äquivalenten Mutagenität gegenüber sechs ungefilterten Zigaretten erzeugt [Anm. des Verfassers].** In einer Studie, wurde die tägliche Gesamtdauer der Diathermie in einem plastischen Operationssaal über einen Zeitraum von zwei Monaten elektronisch aufgezeichnet. Im Durchschnitt entsprach der täglich produzierte Rauch 27 - 30 Zigaretten (vgl. Hill et al, 2012: 1).

Eine Studie, in der elektrochirurgischer Rauch direkt mit Laserrauchqualm und Tabakrauch verglichen wurde, zeigte, dass elektrochirurgischer Rauch toxischer ist als Laserrauch oder Tabakrauch. Ein Gramm Gewebe wurde mit Kohlendioxidlaser gelasert, und ein identisches Gramm Gewebe wurde mit elektrochirurgischem Strom verdampft. Ein Vergleich der emittierten chemischen Nebenprodukte mit denen, die in durchschnittlichem Tabakrauch vorhanden waren, zeigte, dass der von einem Gramm Gewebe erzeugte Laserrauch dem Rauchen von drei ungefilterten Zigaretten äquivalent war, während elektrochirurgischer Rauch dem Rauchen von sechs ungefilterten Zigaretten äquivalent war (vgl. McCormick, 2008: 10).

Bei chirurgischen Eingriffen unter Verwendung eines Lasers oder eines elektrochirurgischen Geräts erzeugt die thermische Zerstörung von Gewebe ein Rauchnebenprodukt. Forschungsstudien haben bestätigt, dass diese Rauchfahne giftige Gase und Dämpfe wie Benzol, Cyanwasserstoff und Formaldehyd, Bioaerosole, totes und lebendes Zellmaterial (einschließlich Blutfragmente) und Viren enthalten kann. Bei hohen Konzentrationen verursacht der Rauch eine Reizung des Auges und der oberen Atemwege beim Gesundheitspersonal und erzeugt Sichtprobleme für den Chirurgen. Der Rauch hat unangenehme Gerüche und ist nachweislich mutagen (vgl. NIOSH, 1996: o. S.)

Der Begriff ‚Rauch' wird verwendet, um sämtliches gasförmige Nebenprodukt zu beschreiben, das Bioaerosole enthält, einschließlich lebensfähigem und nicht lebensfähigem Zellmaterial. In der medizinischen Literatur werden die Begriffe Rauch (engl. "smoke"), Qualm oder Fahne (engl. „plume") und manchmal Aerosol verwendet, um das Produkt von Lasergewebeablation und Elektrokauter zu beschreiben. Das Produkt von Ultraschallskalpellen wird häufig als ‚Qualm' (engl. „plume"), ‚Aerosol' und ‚Dampf' (engl. „vapour") bezeichnet. Die Erzeugung von chirurgischem Rauch durch Elektrokauter und Lasersysteme hat denselben Mechanismus. Während des Verfahrens (Schneiden,

Koagulieren, Verdampfen oder Ablation von Gewebe) werden die Zielzellen bis zum Siedepunkt erhitzt, wodurch die Membranen reißen und feine Partikel in die Luft verstreut. Die Qualität von chirurgischem Rauch, der durch diese beiden Verfahren erzeugt wird, ist sehr ähnlich. Während der Verwendung von Ultraschallskalpellen werden Aerosole ohne einen Erwärmungs- (Brenn-) Prozess hergestellt. Dieser Prozess wird allgemein als Niedertemperaturverdampfung (engl. „low-temperature vaporization") bezeichnet. Im Allgomoinon hat diesor Niederlemperaluidampf eine höhere Wahrscheinlichkeit, lebensfähige infektiöse Partikel zu tragen als Aerosole mit höherer Temperatur (vgl. Alp et al, 2005: 1f.).

4.1 Zusammensetzung des chirurgischen Rauches

Zweifelsfrei gibt es große Schwankungen der qualitativen Zusammensetzung des Rauchs abhängig vom behandeltem Gewebe und eingesetztem Verfahren (vgl. Al Sahaf et al, 2007: 292). Der Hauptbestandteil der Aerosole und des Rauchs, nämlich, physiologisch bedingt, Wasserdampf (bis zu 95%) sowie anorganische und organische Toxine, sehr feine partikuläre Substanzen und auch biologische Toxine. Dies hängt vermutlich mit der Art des zu bearbeitetem Gewebe zusammen. Für die anderen Komponente wirkt dieser Wasserdampf wie ein Transportmedium (vgl. BGW, Eickmann et al, 2011: o.S.).

4.1.1 Partikuläre Zusammensetzung

Die Größe der entstehenden Partikel kann von mehr als 200 Mikrometer (µm) bis zu weniger als 10 Nanometer (nm) reichen. Abhängig von hauptsächlich der Intensität der Energieeinwirkung auf das Gewebe, wird der mittlere Partikeldurchmesser bestimmt (vgl. IVSS, Eickmann et al, 2011: 7). Die jeweilige Partikelgröße im Verhältnis zum angewandten Verfahren werden in der folgenden Tab. 1 aufgelistet.

Eingesetzte Verfahren	Mittlere aerodynamische Partikelgröße
Elektrochirurgische Einheit	0,07 µm
Laser	0,31 µm
Ultraschallskalpell	0,35 – 6,5 µm

Tabelle 1: Jeweilige Partikelgröße bei verschiedenen hitzeproduzierenden Verfahren (Quelle: Tabori, 2018; Gefährliche Gase: 15)

Was von Bedeutung ist, dass beträchtliche Mengen an Rauchpartikeln eingeatmet werden und sich in den Alveolen der Lunge ablagern können. Die quantitative Bestimmung der Faktoren an Partikeln im Nanobereich hat definitiv Entwicklungsbedarf und deren Konsequenzen sind aktuell unbekannt. Neulich erschienene Arbeiten versuchen auf dieses aktuelle Thema eine Antwort zu geben (vgl. IVSS, Eickmann et al, 2011: 7).

Im Allgemeinen sind kleinere Partikel aus chemischer Sicht besorgniserregender, und größere Partikel von einer biologischen Sicht beunruhigend (vgl. Barrett/Garber, 2003: 980).

4.1.2 Chemische Toxine

In-vitro-Experimente haben viele Chemikalien in der chirurgischen Rauchfahne identifiziert wie in der folgenden Tab. 2 aufgelistet werden. Die im chirurgischen Rauch in großer Menge vorhandenen Chemikalien sind Kohlenwasserstoffe und Nitrile, wobei Cyanwasserstoff, Formaldehyd und Benzol die größten Gefahren darstellen (Hill et al, 2012: 2).

Acetonitril [1]	Kerosot [3]	2-Methylfuran
Acetylen	1-Decen	6-Methylphenol
Wasserstoffcyanid	2, 3 Dihydro- Inden [1]	2-Methylpropanol
Palmitinsäure	Ethan	PAK [3]
Acrolein [1]	Ethylen	Phenol [1, 9]
Acrylonitril [1, 2, 5]	Ethylbenzol	Polypropylen [1,8]
Alkylbenzolsulfonat	Formaldehyd [1, 2, 4, 8]	Pyridin [1, 11]
Benzaldehyd [1]	Furfural [1, 2, 9]	Pyrrol
Benzol [1, 3, 4, 9, 11]	Indol [1]	Styrol [1]
Nitrilbenzol	Isobutan	Toluol [9, 11]
Butadien [1, 2, 4, 9]	Methan	Xylol [11]
Schwefelkohlenstoff [1, 6, 7]	3-Methylbutan	m-Kresole [1, 11]
Kohlenmonoxid [7]		

1. Reizt Haut und Atemwege
2. Verdacht auf Kanzerogenität beim Menschen
3. Nachgewiesen kanzerogen beim Menschen
4. Verdacht auf Mutagenität beim Menschen
5. Verdacht auf Mutagenität beim Tier
6. Beeinträchtigt die Spermien beim Mann
7. Asphyxians und toxisch für Embryo und Fötus
8. Sensibilisierende Wirkung auf Atemwege möglich
9. Verdacht auf Teratogenität beim Tier
10. Verdacht auf Teratogenität beim Menschen
11. Depression des zentralen Nervensystems

Die nicht gekennzeichneten Substanzen sind entweder toxikologisch ungenügend charakterisiert oder weisen in starker Konzentration ausschließlich eine asphyktische Wirkung auf.

Tabelle 2: Chemische Verbindung im chirurgischen Rauch und ihre gesundheitlichen Auswirkungen (Quelle: IVSS, Eickmann et al, 2011: 13)

Weiters kann die Zusammensetzung des chirurgischen Rauches in qualitative und quantitative sowie organische, anorganische und biologische Schadstoffe bzw. Toxine unterteilt werden. Die Inhaltsstoffe und deren Wirkung der Partikel, der chemischen sowie biologischen Toxine, können ebenfalls im genaueren beschrieben werden, da einige Studien diese Thematik bereits erforscht haben. Eine detaillierte Auflistung dieser Komponente würde jedoch den Rahmen dieser Abschlussarbeit sprengen und somit wird in Folge die gesundheitliche Auswirkung der Komponente beschrieben (Anm. des Verfassers).

4.2 Auswirkungen der Komponente

Dosisabhängig, kann chirurgischer Rauch Symptome hervorrufen, die einer akuten Intoxikation ähneln, in Form von Kopfschmerzen, Schwächegefühl, Übelkeit, Muskelschwäche aber auch Reizung der Atemwege und Augen verursachen. Recht häufig reagieren Asthmatiker besonders, empfindlich auf eingeatmete Partikeln (vgl. BGW, Eickmann et al, 2011: o. S.).

Die höchste Konzentration an toxischem Gas gelangt direkt in das Gesichtsfeld des Operateurs. Anderes OP-Personal ist dem Rauch über einen längeren Zeitraum exponiert, es sind jedoch die Chirurgen, die der höchsten Konzentration von Rauch ausgesetzt sind, da sie mit einer Entfernung von 20 - 40 cm arbeiten, wo die Raucherzeugung zustande kommt. Standard-chirurgische Mund-und-Nasen-Masken sind inadäquat, um entweder kleinere Rauchpartikel oder die größeren nicht verbrannten zellulären Komponenten zu filtern. Obwohl chirurgische Masken mit Ultrafiltration verfügbar sind, bedeutet die erhöhte Atembelastung, dass ihre Verwendung selten ist (vgl. Hill et al, 2012: 4).

4.3 Auswirkung auf Gesundheit

Im Allgemeinen ist chirurgischer Rauch ein Biogefährdung und kann nicht ignoriert werden. Zumindest ist chirurgischer Rauch ein Toxin ähnlich wie Zigarettenrauch. Es bestehen jedoch andere Gefahren. Dies gilt insbesondere in bestimmten Umständen, z. B. wenn Gewebe mit gefährlichen Viren durch Laser aerosolisiert werden (vgl. Barrett/Garber, 2003: 979).

Tabakrauch Exposition ist bekannt, Herz-Kreislauf- und Atemwegserkrankungen, zusammen mit einer Reihe von Malignitäten wie Lungen-, Pharynx-, Larynx-, Ösophagus-, Pankreas- und Blasen- Karzinom zu verursachen. Es wurde gezeigt, dass der chirurgische Rauchqualm so mutagen ist wie Zigarettenrauch, jedoch gibt es derzeit keine Hinweise auf Karzinogenität beim Menschen. Laborexperimente an Nagetieren haben berichtet, wenn diese chirurgischem Rauch für eine Dauer von 32 bis 224 Minuten über einen 7- oder 14-tägigen Zeitraum ausgesetzt sind, Lungenstauung und Lungenanomalien auftreten (vgl. Hill et al, 2012: 4).

4.4   Fallberichte

Mehrere Fälle der Übertragung von Humanes Papillomavirus (HPV) vom Patienten zum behandelnden operierendem Fachpersonal mittels Laserrauch haben uns auf die Realität aufmerksam gemacht, dass chirurgischer Rauch in bestimmten Situationen weit entfernt von gutartig ist.   Chirurgen ergreifen jedoch nur selten Maßnahmen um sich selbst, ihr OP-Personal und Patienten von chirurgischem Rauch zu schützen (vgl. Barrett/Garber, 2003: 979).

Ein 53-jähriger männlicher Gynäkologe wird mit einem humanen Papillomavirus (HPV) 16 positiven Tonsillen-Plattenepithelkarzinom vorgestellt.   Er hatte keine erkennbaren Risikofaktoren, mit der Ausnahme, der langfristigen Exposition gegenüber Laserfahnen, nachdem er Laserablationen und LEEP (engl. „loop electrosurgical excision procedures") bei mehr als 3000 dysplastischen Gebärmutterhals- und Vulvaläsionen über 20 Jahre Praxis durchgeführt hatte (vgl. Rioux et al, 2013: 1).

Eine 28jährige gynäkologische OP-Schwester, die bei elektrochirurgischen und laserchirurgischen Exzisionen anogenitaler Kondylome mehrfach assistierte, entwickelte eine rezidivierende und histologisch nachgewiesene Larynxpapillomatose.   Das Gutachten eines virologischen Instituts bestätigte eine hohe Korrelationswahrscheinlichkeit zwischen der Exposition am Arbeitsplatz und der Larynxpapillomatose, so dass es als Berufskrankheit angesehen wurde (vgl. Calero/Brusis, 2003: 790).

Ein 63-jähriger männlicher Gynäkologe mit einer 30-jährigen Geschichte der Laserablation und LEEP, der daraufhin ein HPV 16-positiven Zungengrundkarzinom entwickelt hat.   Er hatte auch sehr wenige andere Risikofaktoren für Plattenepithelkarzinom des Oropharynx und es wurde berichtet, dass es durch die Laserwolke übertragbar ist (vgl. Rioux et al, 2013: 1).

5 SCHUTZMAßNAHMEN

Chirurgischer Rauch stellt eine ernsthafte Gefahr für die Gesundheit dar, aber die Einhaltung der Rauchabzugsempfehlungen durch perioperative Pflegekräfte ist nicht konsistent. Schlüsselindikatoren wurden auf Einhaltung der Empfehlungen zur elektrochirurgischen Rauchgasabsaugung untersucht, basierend auf den individuellen Innovationsmerkmalen der Krankenschwestern, den Wahrnehmungen der Attribute der Empfehlungen zur Rauchableitung und den organisatorischen Innovationsmerkmalen. Die Ergebnisse der Studie liefern Implikationen, um die Einhaltung der Rauchgasentsorgungsempfehlungen durch das Pflegepersonal zu verbessern. Individuelle Innovationsmerkmale, einschließlich des Wissens und der Ausbildung von Krankenschwestern, waren am stärksten mit der Einhaltung der Rauchgasemissionen verbunden. Die Schlüsselindikatoren, die die chirurgische Rauchgasabsaugung fördern, können eine Richtung geben, um den Inhalt von Bildungsprogrammen zu leiten und helfen, das Personal und die Einstellungen zu identifizieren, die diese Informationen am meisten benötigen. Zu den Hindernissen für die Einhaltung gehörten Mangel an Ausrüstung, Ärger des Arztes, Lärm und Selbstzufriedenheit der Mitarbeiter. Herstellerdemonstrationen über die Leichtigkeit der Rauchgasabsaugvorrichtung können Krankenschwestern zeigen, dass die Rauchevakuierung mit der Pflegepraxis vereinbar ist. Einrichtungsleiter sollten Richtlinien für die Evakuierung von Rauchgasen bereitstellen, die leicht verständlich sind und diese Richtlinien durchsetzen (vgl. Ball, 2010: o. S.).

Die klassischen Schutzmaßnahmen, die zur Expositionsvermeidung oder -reduzierung von chirurgischen Rauchgasen eingesetzt werden, vor allem an medizinischen Arbeitsplätzen, an denen die Reihenfolge der Wahl an Schutzmaßnamen im Sinne der Europäischen Arbeitsschutzrichtlinie zu beachten. D.h. zuerst die Substitution (die Vermeidung der Gefährdung), dann kommen technische Schutzmaßnahmen zum Einsatz (Lokalabsaugung, Kapselung der Gefahr), dann kommen organisatorische Schutzmaßnahmen zum Einsatz (Trennung von Mensch und Gefahr) und erst zuletzt kommt die persönliche Schutzmaßnahme (Atemschutzmaske etc.) zum Einsatz (vgl. BGW, Eickmann et al, 2011: o. S.)

5.1 Technische Schutzmaßnahmen

Zur Minimierung bzw. Vermeidung der Rauchgasentwicklung, treffen geeignete Schutzmaßnahmen zu. Grundsätzlich sind Geräte nach dem aktuellen Stand der Technik einzusetzen. Um die OP-Luft schnell und effektiv von Rauchgases zu befreien, reich jedoch häufig die Leistung des verwendeten Chirurgiesaugers noch die des Laminarflows nicht aus (vgl. Wehrmedizin, 2015: o. S.).

5.1.1 Chirurgische Rauchgasabsaugungen

Die technisch sinnvollste Schutzmaßnahme ist die Absaugung von chirurgischen Rauchgasen an der Entstehungsstelle (vgl. IVSS, Eickmann et al, 2011: 35)

Wenn das Evakuierungssystem für die Filtration von elektrochirurgischem Rauch verwendet wird, sollte die Platzierung des Evakuierungsschlauchs so nah wie möglich an der Quelle des Rauches sein. Dies wird die Rauchaufnahme maximieren und die Sichtbarkeit am Operationsort verbessern (vgl. Paz, 2009: 47).

Um Gefahren zu reduzieren, sollte chirurgischer Rauch durch Evakuierungssysteme entfernt werden. Chirurgen sollten die potenziellen Gefahren von chirurgischem Rauch einschätzen und den Einsatz von Evakuierungsgeräten fördern, um potenzielle Gesundheitsgefahren für sich selbst und andere OP-Mitarbeiter zu minimieren (vgl. Okoshi et al, 2015: 957)

5.1.2 OP Sauger

Ein extrem wichtiger Bestandteil der OP Ausstattung ist der OP Sauger zum Absaugen von Blut und anderen Körperflüssigkeiten während des Eingriffs am Patienten. Im OP Saal, ist es möglich mit zwei verschiedenen Saugsystemen zu arbeiten. Während das eine über ein zentrales Vakuumsystem funktioniert, wird beim anderen System, Vakuumkraft mit einem elektrischen Motor erzeugt. Beim zentralen System wird der für medizinische Gase vorgesehener Wandauslass mit einem speziellen Anschlussstecker (VAC) (engl. ‚vacuum') Verbindungsschlauch vom OP Sauger angeschlossen (engl. ‚Wallsuction'). Um die Intensität des Unterdrucks zu kontrollieren und bei Bedarf zu ändern, sind beide OP-Sauger-Systeme mit vorgeschriebenem Vakuummeter und Drehknopfregler ausgestattet (vgl. Duru, 2018: 119f).

Das OP-Saugsystem ist der einfachste Weg, um Rauch im OP zu evakuieren. Die Saugleistung beträgt weniger als 5 Kubikfuß [$0,14m^3$] pro Minute, daher ist sie nur bei Verfahren wirksam, die eine geringe Menge Rauch erzeugen. Wenn das OP Saugsystem verwendet wird, sollte auch einen Einlassfilter (engl. ‚in-line filter) verwendet werden. OP-Personal haben keinen Schutz, wenn kein ‚In-line-Filter' zum Filtern des Rauchs verwendet wird. Damit die Wandabsaugung wirksam ist, müssen auch die Saugleitungen und Filter außerhalb des OPs freigehalten werden. ‚In-line-Filter' müssen gemäß den Anweisungen des Herstellers verwendet und wie empfohlen geändert werden, da ein überlasteter Filter keinen Schutz bietet. Nach Gebrauch sollten In-Line-Filter gemäß den Standardvorkehrungen entsorgt werden (vgl. Ulmer, 2008: 728).

5.1.3 Mobile Rauchgasabsaugung

Mobile Rauchabzugssysteme sind derzeit die vielseitigste Wahl für OPs. Das effektivste Rauchgasabsaugsystem ist das Dreifachfiltersystem, das mit einem ULPA-Filter (engl. ‚ultra low particulate air') ausgestattet ist. Diese Tiefenfilter bestehen aus einem Mediamaterial (engl. ‚depth media material'), das in der Lage ist, 0,12μm Feinstaub mit einer Effizienzrate von 99,9999% einzufangen. Bei dieser Geschwindigkeit wird nur eine von einer Million Teilchen der Abscheidung entkommen. Das System enthält einen Vorfilter, der große Partikel auffängt. Der ULPA-Filter ist die zweite Stufe des Filters und fängt die kleineren Partikelbestandteile des Rauchs ein. Der letzte Filter besteht aus einer speziellen Kohle, die die toxischen Chemikalien im Rauch einfängt. Dreifachfiltersysteme haben normalerweise eine variable Saugvolumenkapazität, um verschiedene Niveaus der Rauchproduktion zu ermöglichen. Ein effektives, tragbares Rauchabzugssystem sollte in der Lage sein, 30 bis 50 Kubikfuß [0,85- 1,42m³] pro Minute zu ziehen, um chirurgischen Rauch aufnehmen zu können. Eine Vielzahl von Erfassungsvorrichtungen kann mit mobilen Rauchabzugssystemen verwendet werden. Eine kleine Wageneinheit, die an den ESU (engl. electro-surgical-unit)-Stift angeschlossen wird, ermöglicht die Raucherfassung fast am Ort seiner Entstehung. Die ECRI (Emergency Care Research Unit) empfiehlt, das Fanggerät innerhalb von 2 cm vom Punkt der Rauchentwicklung zu platzieren. Größere Schläuche können auch mit Rauchgasabsaugvorrichtungen verwendet werden, wenn es nicht möglich ist, die vorhandene Vorrichtung der ESU zu verwenden. Der größere Schlauch kann weiter entfernt von der Elektrochirurgie verwendet werden, aber es sollte darauf geachtet werden, dass der Schlauch nahe genug ist, um den Rauch effektiv aufzunehmen. Der größere Schlauch bedeutet auch, dass eine größere Einfanggeschwindigkeit erzeugt wird, wodurch mehr Lärm von dem System erzeugt wird. Das OP-Personal sollten die Menge an Rauch vorwegnehmen, die während des Verfahrens erzeugt wird, und das System wählen, das für das Verfahren am besten geeignet ist. Bei der Entsorgung der für die Rauchgasabsaugung verwendeten Einwegprodukte sollten nach einem Verfahren die üblichen Vorsichtsmaßnahmen getroffen werden (vgl. Ulmer, 2008: 728).

Es gibt eine fast einheitliche Übereinstimmung unter den Autoren auf diesem Gebiet, dass die Evakuierung des Rauchs in der Nähe der Quelle die größte Wahrscheinlichkeit hat, die Exposition und damit verbundene Gesundheitsfolgen zu verhindern. Die NIOSH-Empfehlungen schlagen ein Rauchabsaugsystem vor, das ca. 50 Kubikfuß [1,42m³] pro Minute mit einer Einfanggeschwindigkeit von 100 bis 150 Fuß [30- 45m] pro Minute an der Einlassdüse hat (vgl. McCormick, 2008: 12).

Spezialisierte mechanisch-chirurgische Rauchabsaugung und Filtersysteme evakuieren chirurgischen Rauch durch starke Saugkraft, filtern praktisch alle Verunreinigungen und führen gefilterte Luft in den Operationssaal zurück. Eine von der ‚Royal Collage of Surgeons‘ durchgeführte Umfrage ergab, dass nur 3% der Chirurgen in der Praxis Rauchabzugsgeräte verwendeten. Obwohl in dieser Studie berichtet wird, dass 66% der chirurgischen Einheiten Entrauchungsgeräte zur Verfügung haben, ist dies eindeutig die Entscheidung des Chirurgen, diese auch tatsächlich zu benutzen (vgl. Hill et al, 2012: 5).

5.1.4 Laparoskopische Rauchabsaugung

Chirurgischer Rauch ist im täglichen Leben des Chirurgen und anderer medizinischer Mitarbeiter, die im Operationssaal arbeiten, allgegenwärtig. Darüber hinaus werden Patienten besonders und einzigartig in laparoskopischen Fällen exponiert, in denen Rauch in einem geschlossenen Absorptionsraum erzeugt und gefangen wird (vgl. Barrett/Garber, 2003: 979). Während typischen laparoskopischen Operationen, kommt die thermische Koagulation von Geweben in der Kohlendioxid-Atmosphäre vor. Während dieses Prozesses werden in der sauerstofffreien Atmosphäre eine Anzahl von verschiedenen chemischen Zusammensetzung, die potentiell gesundheitsschädlich sein können, sowohl für Patienten als auch für medizinisches Personal, gebildet und freigesetzt. Der charakteristische scharfe Geruch des aus der Bauchhöhle freigesetzten Rauchs kann im Operationssaal gerochen werden und ist auch auf dem Bildschirm sichtbar. Das besondere Risiko [für die Patienten] einer Exposition gegenüber den Substanzen, die während laparoskopischen Operationen gebildet werden, ist mit der Möglichkeit ihrer direkten Absorption (Aufnahme) durch das Peritoneum und deren Eindringen in Blut und andere Körperflüssigkeiten verbunden. Der Beweis für ihre Absorption kann das Vorhandensein dieser Zusammensetzungen oder ihrer Metaboliten im Blut und Urin sein. Während einer laparoskopischen Operation atmen die Patienten mit Hilfe von Anästhesiegeräten, die saubere Luft die von außerhalb des Operationssaals angesaugt wird, ein. Daher hängt die Exposition des Patienten nur von der Konzentration der chemischen Zusammensetzung ab, die aus dem Fettgewebe freigesetzt werden oder während der Gewebepyrolyse erzeugt werden, und der Effizienz ihrer Absorption in den Blutstrom durch das Peritoneum (vgl. Dobrogowski et al, 2014: 315).

In letzter Zeit sind Filter verfügbar geworden, die an dem Luer-Lock-Ventil an dem Trokar befestigt werden können und so eingestellt werden können, dass eine kontinuierliche Ventilation und Filtration des Pneumoperitoneums mit einer Geschwindigkeit möglich ist, die die Zuflussrate des Insufflators nicht überschreitet. Diese Zusatzfilter haben gezeigt, dass sie die Operationszeit reduzieren, indem sie praktisch die Notwendigkeit beseitigen, den Vorgang zu unterbrechen und den akkumulierten Rauch freizusetzen, der die Sicht des Chirurgen behindert. Diese Filter entfernen die meisten schädlichen Chemikalien und fast alle biologischen Substanzen, die vorhanden sein könnten, und eliminieren den größten Teil des Rauchgeruchs (vgl. Alp et al, 2005: 4).

Insbesondere bei laparoskopischen Operationen sollte eine Absaugung in Betracht gezogen werden, um den entstehenden Rauch zu evakuieren. Ein geeigneter Filter sollte auch in der Auslassöffnung der Sammelvorrichtung verwendet werden; andernfalls können die Bestandteile des Rauches in den Operationssaal gelangen. Darüber hinaus kann ein Ventil oder ein Filter in dem laparoskopischen Trokar verwendet werden, um ein Austreten von Rauch zu vermeiden (vgl. Fan et al, 2009: 255f).

5.2 Raumlufttechnischen Anlagen

„OP-Räume sind gemäß ÖNORM H 6020 idgF (Raumlufttechnische Anlagen für medizinisch genutzte Räume – Projektierung, Errichtung, Betrieb, Instandhaltung, technische und hygienische Kontrollen) mit entsprechend großen TAV-Zuluftdurchlässen auszustatten. Daraus ergibt sich die Raumklasse H1 mit den Operationsschutzzonen H1a oder H1b" (MA 15, Gesundheitsdienst der Stadt Wien, 2015: 1).

Bei der Planung, Ausführung und dem Betrieb von Raumlufttechnischen Anlagen (RLTA) für Räume im Gesundheitswesen sind grundsätzlich die geltenden Normen, Richtlinien sowie Empfehlungen der Kommission für Krankenhaushygiene und Infektionsprävention (KRINKO) beim Robert Koch-Institut (RKI) zu beachten. Hauptsächlich werden Lüftungskonzepte hinsichtlich ihrer Luftbewegungsrichtung in Verdrängungs- und Mischlüftung unterschieden. Durch unterschiedliche Wirksamkeit beim Abtransport von Luftverunreinigungen im Raum werden sie gekennzeichnet. Eine definierte Überströmung von Raum zu Raum kann durch unterschiedliche hohe Zuluft- und Abluftvolumenströme erreicht werden, je nach Raumnutzung kann zudem verschiedene zuluft- oder abluftseitige Filtrierung erforderlich sein. Die angeführten RLTA-Konzepte in der folgenden Tab. 3 unterscheiden sich hinsichtlich dieser Aspekte, die dadurch zu unterschiedlichen lufthygienischen Wirksamkeiten führen. Zur Feststellung der hygienischen Wirksamkeit des Lüftungskonzeptes dienen die angegebenen Prüfungsmethoden und Zielwerte. In Operationsräumen dient die Minimierung des aerogenen Eintrages von luftgetragenen Mikroorganismen in den Bereich des OP-Feldes, auf Instrumentiertische, Implantate und sterile Probeteile in erster Linie zum Schutz des Patienten, aber auch zum Schutz des Personals, nämlich den Einfluss von Luftschadstoffen und das Einatmen von chirurgischem Rauch zu verhindern. Die Lüftungskonzepte Raumklasse (RK) Ia oder RK Ib sind für OP-Räume erforderlich (vgl. DGKH, 2015: 520).

Konzept: RK Strömungsart und prinzipielle Wirkung	Überströmung der Luft	Raumseitige Filter		Hygienische Prüfung Zielwerte Fensterlüftung
		ZUL	ABL	
RK Ia	TAV[2,4] Lüftung mit Schutzbereich	in benachbarte Räume[5]	H13	mind. M5[6]	Schutzgradmessung: SG ≤ 2 mit OP-Leuchten und SG ≤ 4 ohne OP-Leuchten im Schutzbereich Nachweis der Grenzen des Schutzbereichs und Markierung auf dem Fußboden Fensterlüftung nicht zulässig
RK Ib	TML[3,7] Lüftung ohne Schutzbereich	in benachbarte Räume[5]	H13	mind. M5[6]	Erholzeitmessung 100:1 Erholzeit innerhalb von 20 min Fensterlüftung nicht zulässig
RK II	TML Lüftung ohne Schutzbereich	nach Nutzung	ggf.H13	ggf. mit Abluftfilter: H13	Mindest-Zuluftvolumenströme personenbezogen oder wärme-, feuchte-, geruchsabhängig Fensterlüftung nutzungsabhängig

Erläuterung:

[1]RK: Raumklasse

[2]TAV: Turbulenzarme Verdrängungslüftung (frühere Bezeichnung LAF Laminar Airflow)

[3]TML: Turbulente Mischluft

[4]TAV mit ausreichend großem Deckenfeld zur Erzeugung Schutzbereichs für den OP-Tisch, das steril eingekleidete OP-Personal sowie an den OP-Tisch anschließende sterile Tisch und Lagerflächen für Siebe. Ausströmprofil vorzugsweise im Kerngebiet stärker als im Randgebiet (sog. Differenzial-flow).

[5]Lediglich die Überströmung von einem direkt angebundenen Instrumentenvorbereitungsraum („Richtraum", „Rüstraum") darf in die OP-Räume gerichtet sein.

[6]Abweichend von DIN 1946-4 (2008): Die ansaugseitige Filtrierung der Umluft dient nur dem Schutz der Umluftkanäle, Umluftventilatoren, ggf. Kühlregister und der Schwebstofffilter.

[7]Raumlüftungsarten mit verschiedenen Luftdurchlassprinzipien möglich, z.B. Mischlüftung, Schichtlüftung, keine TAV-Decke (nur bei kleinem Schutzbereichsbedarf geeignet).

Tabelle 3: Einleitung, Grundmerkmale und hygienische Prüfung von Lüftungskonzepten (Quelle: DGKH, 2015: 520)

Es gibt eine Reihe von Systemen, um das Risiko einer chirurgischen Rauchbelastung zu minimieren. Alle Operationssäle verfügen über Belüftungssysteme, um Bakterien und Staubpartikel aufzunehmen und zu extrahieren. Britische OPs müssen mindestens alle 3 Minuten Luft austauschen, um einen positiven Abwärtsdruck zu erzeugen. Dies entspricht der chirurgischen Rauchfahne, die 20 Mal pro Stunde zum Auslass gezogen wird. Dies alleine entfernt die Rauchfahne nicht, sondern verteilt die Rauchwolke anderswo und extrahiert den Rauchqualm nicht an der Erzeugungsstelle (vgl. Hill et al, 2012: 4).

Verdrängungsströmungen die kaum wirksam sind, da die Größe der OP Leuchten das Abströmen der Zugluft und Umluftfassungen nahe des TAV-Feldes in der Decke verhindern, werden in Abb. 4 dargestellt. Infolge die frühzeitige Auffächerung der deckenseitig angeordneten Umluftöffnungen (vgl. DGKH, 2015: 522).

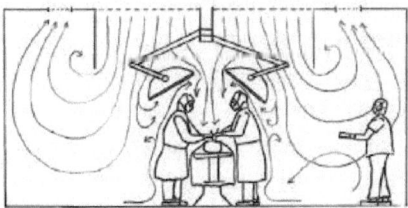

Abbildung 4: Unwirksame Verdrängungslüftung infolge übergroßer OP-Leuchten (Quelle: DGKH, 2015: 521)

Das grundlegende chirurgische Licht ist ein zylindrisches Licht und hat einen Flächendurchmesser von fast 1m. Der Vorteil dieses Lichts mit verringerter Wärmebelastung liegt eher im Komfort der Chirurgen als in der allgemeinen Durchflussrate und der Raumluftqualität im Operationssaal. Nachteil, die Luftströmung um die Patienten und die Operationsbereiche herum wird aufgrund ihrer relativ gewaltigen Größe behindert (vgl. Al Waked, 2010: 4).

Die Mutagenität des Elektrokauterrauchs wurde durch Sammeln von Rauch bewertet, der während einer Reduktions-Mammoplastik erzeugt wurde. Der Rauch wurde an Stellen zwischen zweieinhalb und drei Fuß [76cm-91cm] über dem Operationsfeld gesammelt, was typisch für die Exposition des Operationsteams ist. Der Rauch wurde in Filtern gesammelt und zur Analyse extrahiert. Die Extrakte wurden mit Stämmen von Salmonella Typhimurium in einem Standard-,Ames'-Test getestet, was eine gut anerkannte Technik zur Bewertung der Mutagenität einer Substanz ist. Die Ergebnisse zeigten, dass alle Rauchproben Mutagene enthielten. Das Auffinden von Mutagenen ist ein wichtiges qualitatives Ergebnis, da es kein festgelegtes sicheres Niveau an Mutagenen gibt und die Wahrscheinlichkeit, sichere Niveaus zu etablieren, ziemlich gering ist. Daraus folgt, dass die Menge an Rauch, der dem Betriebspersonal ausgesetzt ist, so gering wie möglich sein sollte (vgl. McCormick, 2008: 10).

Neu errichtete OPs installieren häufig ein zentrales Rauchabzugssystem. Diese Systeme befinden sich außerhalb des OPs und sind daher leiser als mobile Systeme. Obwohl stationäre Systeme teuer sind, sind sie normalerweise leistungsfähiger als mobile Systeme (vgl. Ulmer, 2008: 729).

5.3 Persönliche Schutzmaßnahmen

Es wird empfohlen, dass perioperative Pflegekräfte zu Experten werden, was getan werden kann, und die verfügbaren Instrumente und Kenntnisse nutzen, um die Exposition gegenüber chirurgischem Rauch zu minimieren (vgl. Ulmer, 2008: 728).

Chirurgen und OP-Personal sollten auf die möglichen Risiken von chirurgischem Rauch hingewiesen werden. Während einige unmittelbare Nebenwirkungen wie Geruch und Reizung der Schleimhäute gering erscheinen mögen, sollten die potenziellen langfristigen Gesundheitsgefahren nicht ignoriert werden. Wir sollten geeignete Maßnahmen ergreifen, um uns selbst und unsere Patienten zu schützen, da mögliche Auswirkungen erst Jahrzehnte später auftreten (vgl. Fan et al, 2009: 256).

5.3.1 Mund-Nasen-Masken

Der ursprüngliche Zweck der chirurgischen Mund-Nasen-Maske bestand darin, die Patienten vor Infektionen durch Mitglieder des Operationsteams zu schützen. Es besteht auch ein Bedarf, das medizinische Personal vor Aerosolen zu schützen, die von chirurgischem Rauch in die Atmosphäre freigesetzt werden. Die Filtereffizienz von Masken variiert. Chirurgische Masken filtern im Allgemeinen Partikel mit einer Größe von etwa 5µm. Hochfiltrationsmasken, die auch als Lasermasken bezeichnet werden, filtern Partikel mit einer Größe von etwa 0,1 µm. Ungefähr 77% der Partikel im Rauch sind 1,1µm und kleiner. Obwohl das Tragen der Hochfiltrationsmasken einen gewissen Atemschutz bietet, können virale Partikel viel kleiner als 0,1µm sein. Darüber hinaus gibt es anhaltende Kontroversen darüber, wie Masken getragen werden und wie lange chirurgische Masken getragen werden sollten. Eine lose getragene oder zu lange getragene Maske ist weniger wirksam. Masken sollten eng anliegend getragen und oft gewechselt werden. Masken sollten jedoch nicht die einzige Verteidigung gegen chirurgischen Rauch sein. Zusätzliche Mittel sind notwendig, um OP-Teammitglieder zu schützen, die chirurgischen Rauch inhalieren (vgl. Ulmer, 2008: 728).

Die Beweise deuten darauf hin, dass die chirurgischen Rauchpartikel eine einatembare Größe aufweisen. Partikel, die kleiner als 10µm sind, sind inhalierbar und Partikel mit einer Größe von 2,5 bis 10µm können sich im Atemtrakt ablagern. Ultrafeine Partikel können in die Alveolarregion der Lunge ausfällen, wo der einzige Räummechanismus die Phagozytose über Alveolarmakrophagen ist.b Es gab keine Studien, die auf die Wirkung von UFPs (engl. ‚ultrafine particles') hinwiesen. bEs sollte angemerkt werden, dass chirurgische Masken, selbst wenn sie richtig angepasst und häufig gewechselt werden, effektiv nur Partikel filtern können, die größer als 5µm sind (vgl. Mowbray et al, 2013: 3105).

Partikelfilter-Atemschutzmasken im Gesundheitswesen können in N-, R- und P-Klassen eingeteilt werden. Kurz gesagt, N steht für Nicht-resistent (engl. not resistent) gegenüber Öl, R für resistent gegenüber Öl (engl. resistent to oil) und P für Ölbeständigkeit (engl. oil proof). N-Klasse-Atemschutzmasken sind so konzipiert, dass sie Partikel filtern, die nicht auf Öl basieren. N95 kann eine Filtereffizienz von >95% erzielen, wenn es mit einem Natriumchlorid-Aerosol von ca. 0,3µm getestet wird. Die Atemschutzmasken R und P sind für das Filtern von Partikeln mit Aerosolen auf Ölbasis vorgesehen. Atemschutzmasken der Klasse 100 können eine Filtereffizienz von> 99,97% erreichen, wenn sie mit ca. 0,3µm Aerosolen belastet werden. Obwohl NIOSH keine Richtlinien für die Verwendung von Atemschutzmasken für chirurgische Eingriffe angegeben hat, scheinen Atemschutzmasken mit mindestens N95-Klasse den besten Schutz vor chirurgischem Rauch zu bieten, der bei der Verwendung von Elektrokautern, Lasern und Ultraschallskalpellen entsteht (vgl. Fan et al, 2009: 256).

Es ist wahr, dass chirurgische Masken größere Partikel elliminieren können, die mit Atemwegsinhalation verbunden sind, und sogar Masken mit hohem Wirkungsgrad werden an einem bestimmten Punkt gesättigt, so dass die Luft um die Maske und nicht durch sie hindurch fließen kann (vgl. McCormick, 2008: 12).

Chirurgische Masken sind gut in der Lage, größere Partikel, im Allgemeinen 5µm und größer, zu erfassen, aber sie bieten keinen ausreichenden Schutz beim Filtern von Rauch. Verschiedene Studien zeigten, dass die Barrieren von speziell entworfene Masken immer noch zu wenig sind. Darüber hinaus ist die Leckage der Maskendichtung in das Gesicht eine weitere Quelle für mögliche Penetration. Keine Studien haben die Wirksamkeit dieser Atemschutzmasken gemessen (vgl. Alp et al, 2005: 3f).

Chirurgische Masken (engl. „surgical masks" SMs) bieten keinen messbaren Schutz vor Operationsrauch. Chirurgische Atmungsmasken der Klasse N95 (engl. „surgical mask respirators" SMRs) bieten einen erheblich verbesserten Schutz gegenüber SMs, während die Klasse N100-Atemmasken (engl. „filtering facepiece respirators" FFRs) eine deutliche Verbesserung gegenüber den SMRs zeigten. Der Gesichtsabdichtungs- (engl. „faceseal" FS) Prototyp bot aufgrund einer engeren Dichtung einen höheren Schutz als der Standard N100 FFR. Zwar erkennen wir an, dass herkömmliche N100-FFRs (mit Ausatmungsventilen ausgestattet) für den Einsatz beim Menschen nicht praktikabel sind. Die mit dem FS-Prototyp erzielten Ergebnisse zeigen das Potenzial der neuen FS-Technologie für die Implementierung bei verschiedenen Arten von Atemschutzmasken (vgl. Gao et al, 2016: o.S.).

5.3.2 Aufklärung und Schulung

Die Ergebnisse einer Studie wurden aus der 2011 ‚Health and Safety Practices Survey of Healthcare Workers' abgeleitet. Die Studie zeigte, dass die Kontrolle von chirurgischem Rauch an Arbeitsplätzen möglicherweise keine Priorität hat. Fast die Hälfte der Befragten gab an, dass sie nie über die Gefahren von chirurgischem Rauch geschult worden waren, und ein Drittel gab an, dass die Verwendung von LEV nicht Teil des Protokolls ihres Arbeitsplatzes sei (vgl. NIOSH, 2015: o.S.)

Die endgültige Lösung zur Kontrolle von chirurgischem Rauch besteht darin, das gesamte Operationsteam über die Gefahren und Methoden zur Minimierung und Beseitigung von Rauchschwaden zu informieren. Die Ergebnisse der definitiven Forschung müssen gefördert werden, damit Praktiken und Einstellungen in Bezug auf chirurgischen Rauch verändert werden können (vgl. Ball, 2002: 13)

Chirurgen und OP-Personal sollten über die möglichen Gefahren von chirurgischem Rauch informiert werden. Es sollten Maßnahmen ergriffen werden, um dieses potenziell schwerwiegende Risiko für die Gesundheit am Arbeitsplatz zu verringern (vgl. Al Sahaf et al, 2007: 231).

Um die Arbeitsumgebung während dieser operativen Verfahren zu verbessern, ist es wichtig, sich des Problems bewusst zu sein und nach wirksameren Rauchgasabsaugern und Filtersystem zu suchen, um die Risiken zu minimieren (vgl. Andréasson et al, 2009: 783f).

6   AKTUELLE GUIDELINES

Die Technik verändert sich ständig, und es ist wichtig, dass perioperative Pflegekräfte im perioperativen Umfeld immer auf dem neuesten Stand der Produkte und Technologien bleiben.   AORNs "Empfohlene Praktiken für die Elektrochirurgie" behandelt Sicherheitsstandards, denen alle perioperativen Personen folgen sollten, um Risiken für Patienten und Mitarbeiter während des Gebrauchs von elektrochirurgischen Geräten zu minimieren.   Zu den Empfehlungen gehören die Auswahl von elektrochirurgischen Geräten und Zubehör für den Kauf, die Minimierung des Risikos für Verletzungen von Patienten und Mitarbeitern, die Vorkehrungen, die bei minimalinvasiven Eingriffen zu treffen sind, und die Vermeidung von chirurgischen Rauchgefahren.   Die Empfehlungen beziehen sich auch auf Bildung / Kompetenz, Dokumentation, Richtlinien und Verfahren sowie Qualitätssicherung / Leistungsverbesserung.   Perioperative Pflegekräfte sollten die Verwendung von Checklisten und Sicherheitsplakaten in Betracht ziehen, um die Mitarbeiter an die Gefahren der Elektrochirurgie und die Maßnahmen zur Minimierung der Verletzungsrisiken zu erinnern (vgl. Spruce/Braswell, 2012: o.S.).

Im Einklang mit den geltenden Rechtsvorschriften sollten die Arbeitgeber Risikobewertungen durchführen und eine angemessene effektive lokale Absaugung vorsehen, damit die OP-Teams in einer rauchfreien Umgebung arbeiten können (vgl. Hill et al, 2012: 5).

Obwohl Chirurgen in den meisten chirurgischen Fällen diesbezüglich keine hohe Priorität haben, sollten sie [die Chirurgen] Bemühungen unterstützen, OP-Personal, Patienten und ihre eigene Exposition gegenüber chirurgischem Rauch zu minimieren (vgl. Barrett/Garber, 2003,: 979).

NIOSH empfiehlt zusätzlich zu LEV eine allgemeine Raumlüftung, um die Exposition von medizinischem Personal gegenüber chirurgischem Rauch zu kontrollieren (vgl. NIOSH, 2015: o. S.).

NIOSH empfahl die Kombination von allgemeinem Raum und örtlicher Absaugventilation, um in der Luft vorhandene Verunreinigungen zu entfernen, die von chirurgischen Geräten erzeugt werden.   Eine Saugvorrichtung mit einer Einfanggeschwindigkeit von 100 -150 Fuß [30 – 45m] pro Minute wird empfohlen.   HEPA oder gleichwertige Filter sollten gleichzeitig verwendet werden.   Das Personal sollte die ordnungsgemäße Wartung dieser Geräte und Filter sicherstellen.   Die Saugdüse sollte innerhalb von 2 Zoll [5 cm] von der Operationsstelle gehalten werden, um ein effektives Einfangen von Luftverschmutzung zu gewährleisten (vgl. Fan et al, 2009: 256).

‚The Canadian Center for Occupational Health and Safety' (CCOH) empfiehlt die Verwendung von Atemschutzmasken der Klasse N95 oder höher zum Schutz von Mitarbeitern im Gesundheitswesen (vgl. Rioux et al, 2013: 1).

Keine Studien haben die Wirksamkeit von Atemschutzmasken gemessen. Das Ausmaß, in dem sie Personal vor chirurgischem Rauch schützen, ist nicht bekannt und variiert in Abhängigkeit von der Filtereffizienz der verschiedenen Atemschutzgeräte. Da im chirurgischen Rauch pathogene Keime identifiziert wurden, sollten arbeitsmedizinische Vorschriften angewendet werden (vgl. Alp et al, 2005: 4).

6.1 Implementierung eines Rauch-Evakuationsprogramm

Der erste Schritt bei der Entwicklung eines Rauchableitungsprogramms besteht darin, eine einrichtungsweite Verpflichtung einzugehen, um Mitarbeiter und Patienten vor den potenziell schädlichen Auswirkungen von chirurgischem Rauch zu schützen. Es sollte ein Team einberufen werden, das sich aus Vertretern der Berufsgruppen zusammensetzt, die im OP tätig sind oder führen: Chirurgen, Anästhesie-Pflegekräfte, OP-DGKPs, OP-Assistenten und Verwaltungsangestellte. Die Zustimmung des gesamten Operationsteams vor Beginn des Programms ist von entscheidender Bedeutung und trägt zum Erfolg bei. Das Team sollte die verfügbare Technologie bewerten und ein Rauchabzugssystem auswählen, das die umfassenden Anforderungen der Anlage erfüllt.

Einige Punkte zu beachten, bei der Auswahl von verfügbaren Systemen:

• Kosten und Betriebskosten,
• Wirksamkeit,
• Filter- und Kanisterdesign,
• Filterüberwachung,
• Flüssigkeitsentfernungsfähigkeiten,
• Fußpedal-Aktivierung versus Automatik-Aktivierung,
• Lärmproduktion,
• Einmalgebrauch gegen Mehrweggebrauch und
• Größe

Das Team sollte Richtlinien und Verfahren basierend auf der Art der verwendeten Ausrüstung entwickeln, da nicht alle Systeme gleich sind. Es ist wahrscheinlich, dass sowohl In-Line-Ansaugfilter als auch tragbare Rauchabsaugvorrichtungen benötigt werden. Eine hilfreiche Komponente einer Rauchabfuhrpolitik wäre eine Abgrenzung, welche Rauchabzugssysteme (z. B. In-Line, tragbar) für welche chirurgischen Verfahren empfohlen werden. Die Richtlinien sollten Kompetenzen enthalten, die auf der Auswahl und Verwendung von Zubehör und Rauchabzugsgeräten basieren. Die Aufklärung der Mitarbeiter über die Gefahren von chirurgischem Rauch ist ein weiterer Schlüsselfaktor für den Erfolg. Eingeschulte sollten alle verfügbaren Ressourcen nutzen, wenn sie Schulungsprogramme konzipieren, um auf die Gefahren von chirurgischem Rauch aufmerksam zu machen, und Methoden, um die damit verbundenen Risiken zu minimieren. Nachdem ein System ausgewählt wurde und die Ausrüstung und das Zubehör verfügbar sind, sollten In-Betrieb-Programme für den Gebrauch der Ausrüstung durchgeführt werden. Diese Ausbildung wird in der Regel von Vertretern des Geräteherstellers erbracht, da diese die Geräte am besten kennen. Wie bei jeder neuen Übung sollten Teammitglieder die Einhaltung überwachen. Überwachung ist Teil der Bewertung und Bedarfsanalyse. Es braucht Zeit, alte Gewohnheiten durch Neue zu ersetzen, und ohne Compliance-Überwachung tauchen alte Gewohnheiten schnell wieder auf. Wenn die Einhaltung der Rauchableitung gering ist, könnte dies auf einen Bedarf an zusätzlicher Ausbildung hinweisen. Teamarbeit und ‚Peer- (engl. Gruppenzwang) Support' sind wesentliche Komponenten für die Überwachung der Compliance. Die Verwendung eines standardisierten Formulars kann den Prozess vereinfachen (vgl. Ulmer, 2008: 731f).

7 ZUSAMMENFASSUNG UND AUSBLICK

Ziel dieser Abschlussarbeit war es, herauszufinden ob chirurgische Rauchgase im OP ein Panik machender Mythos oder ein echtes Gefahrenpotential sind. Durch die intensive Beschäftigung mit dieser Thematik, konnte festgestellt werden, dass es bereits seit Mitte der 1970er Jahre Interesse gibt, dieser Thematik nachzugehen. Die potentielle Gefahr von chirurgischem Rauch hat in den letzten Jahren Anlass zur Sorge gegeben. Zahlreiche Studien haben versucht, das Risiko zu bestimmen, dass chirurgischer Rauch und Aerosole sowohl für Patienten als auch für Chirurgen und OP-Personal darstellen.

Chirurgischer Rauch ist das gasförmige Nebenprodukt, das bei chirurgischen Eingriffen gebildet wird. Die meisten Chirurgen, OP-Mitarbeiter und Administratoren sind sich der potenziellen Gesundheitsrisiken nicht bewusst. Chirurgischer Rauch wird durch verschiedene chirurgische Instrumente erzeugt, einschließlich solcher, die in der Elektrokauterisierung, beim Laser und bei Ultraschallskalpellen verwendet werden.

Chirurgischer Rauch ist ein Toxin, das dem Zigarettenrauch ähnelt. Die Ablation von 1 g Gewebe erzeugt eine Rauchfahne mit einer äquivalenten Mutagenität gegenüber sechs ungefilterten Zigaretten. Es wurde die Anwesenheit von reizenden, karzinogenen und neurotoxischen Verbindungen im elektrochirurgischen Rauch bewiesen. Darüber hinaus bestehen andere Gefahren, unter bestimmten Umständen, wenn Gewebe mit gefährlichen Viren infiziert ist. Es wurden über mehrere Fälle von HPV-Übertragung vom Patienten zum behandelnden Personal berichtet.

Nur wenige Menschen beschäftigen sich, über die Tatsachen nachzudenken, dass Operationsteams einer komplexen Mischung aus biologischen, zellulären, partikelförmigen und gasförmigen Substanzen und ihren möglichen Gesundheitsgefahren durch diese Gas-, Dampf- und Feststoffpartikel-Emissionsverfahren ausgesetzt sind. Es wäre wichtig gewesen, die Bestandteile des chirurgischen Rauches qualitativ und soweit möglich quantitativ zu analysieren, aber dies hätte den Rahmen dieser Abschlussarbeit gesprengt. Wohlmöglich wäre das eine Abschlussarbeit in sich.

Infolgedessen wurden Schutzmaßnahmen wie die Verwendung von speziellen HEPA-Masken und chirurgischen Rauchabzugssystemen empfohlen. Eine ungeschützte Exposition gegenüber elektrochirurgischen Nebenprodukten ist in vielen Operationssälen nach wie vor üblich da die „chirurgische Compliance" der Anwendung eines Rauchabsaugsystems wenig bis gar nicht vorhanden ist. Die langfristigen Auswirkungen von chirurgischem Rauch auf Chirurgen und OP-Personal sind noch nicht bestimmt. Außerdem kann die Mutagenität von Benzol nicht unterschätzt werden.

Trotz der Beweise und Empfehlungen verschiedener Organisationen gibt es keine einheitlichen Anforderungen, die die Evakuierung von chirurgischem Rauch vorschreiben. Außerdem gibt es kein Gesetzt gegen „Rauch im OP". Es gibt Gesetze, die besagen was zu unterlassen ist, aber nicht wie Sie umgesetzt werden sollen. Normen und Richtlinien können, müssen aber nicht vom Gesetzt übernommen werden

Durch das Eliminieren einer kontrollierbaren Gefahr wie chirurgischen Rauch können Gesundheitskosten gesenkt werden und die Gesundheit des gesamten OP-Personals und Patienten verbessert werden. Bemühungen, diese Umweltgefährdung am Arbeitsplatz zu kontrollieren, können letztendlich für Mitarbeiter und Patienten von großem Nutzen sein.

Literaturverzeichnis

Alp, E., Bijl, D., Bleichrodt, R. P., Hansson, B., Voss, A. (2005) *A Surgical Smoke and Infection Control*; Journal of Hospital Infection; Volume:62; Issue 1; Seiten 1- 5; Elsevier; DOI:10.1016/j.jhin.2005.01.014

Al Saharf, O. S., Vega-Carrascal, I., Cunningham, F. O., McGrath, J. P., Bloomfield, F. J. (2007) *Chemical composition of smoke produced by high frequency electrosurgery*; Irish Journal of Medical Science; Volume 176; Issue 3; Seiten 229-232; DOI:10.1007/s11845-007-0068-0

Al-Waked, R. (2010) *Effect of Ventilation Strategies on Infection Control Inside Operating Theatres*, Engineering Applications of Computational Fluid Mechanics, Volume 4, Issue 1, Seiten 1-16; DOI: 10.1080/19942060.2010.11015295

Andréasson, S. N., Anundi, H., Sahlberg, B., Ericsson, C. G. (2008) *Peritonectomy with high voltage electrocautery generates higher levels of ultra-fine smoke particles*; European Journal of Surgical Oncology; Volume 35; Issue 7; Seiten 780- 784; DOI:10.10.16/j.ejso.2008.09.002

Ball, K. (2002) *Controlling Surgical Smoke: A Team Approach;* Information Booklet; IC Medical Inc.; Phoenix

Barrett, W.L., Garber, S.M. (2003) *Surgical smoke – a review of the literature. Is it just a lot of hot air?;* Surgical Endoscopy and other Interventional Techniques; Springer Verlag, New York; Seiten 979 & 980; DOI:10.1007/s00464-002-8584-5

BGW, Eickmann, U., Falcy, M., Fokuhl, I., Rüegger, M., Bloch, M. (2011) Chirurgische Rauchgase – Gefährdungen und Schutzmaßnahmen; BGW Info Broschüre; Berufsgenossenschaft für Gesundheitsdienst und Wohlfahrtspflege; Gesetzliche Unfallversicherung Körperschaft des Öffentlichen Rechts; Hamburg

Bundesministerium für Arbeit; (2015) Arbeitsschutz – Sicherheit und Gesundheitsschutz am Arbeitsplatz, Das Arbeitnehmerschutzgesetz; Broschüre; Redaktion: Marx, A.; Medieninhaber und Herausgeber: Bundesministerium für Arbeit, Soziales und Konsumentenschutz, Zentral-Arbeitsinspektorat, Wien

Dobrogowski, M., Wesolowski, W., Kucharska, M., Sapota, A., Pomorski, L. S. (2014) *Chemical Composition of Surgical Smoke formed in the Abdominal Cavity during Laparoscopic Cholecystectomy- Assessment of the Risk to the Patient;* International Journal of Occupational Medicine and Environmental Health; Volume 27, Issue 2; Seiten 314-325; Springer; DOI:10.2478/s13382-014-0250-3

Duru, S., (2018) *Standards der OP- Patientenlagerungen: Korrekte Lagerung und technische Ausstattung im modernen OP Saal;* Springer- Verlag GmbH Deutschland, ein Teil von Springer Nature 2018, Hrsg. Duru, S., Gnant, M., Markstaller, K., Bodingbauer, M., Seiten 119 &120; ISBN:978-3-662-57482-9

Hill, D.S., O'Neill, J. K., Powell, R. J., Oliver, D. W. (2012) *Surgical smoke – A health hazard in the operating theatre. A study to quantify exposure and a survey of the use of smoke extractor systems in UK plastic surgery units;* Journal of Plastics, Reconstructive & Aesthetic Surgery; Elsevier Ltd.; Seite 1- 6, DOI: 10.1016/i.bjps.2012.02.012

Hug, B., Haag, R. (2017) *Medizintechnik, Verfahren – Systeme – Informationsverarbeitung;* 5. Auflage; Hrsg. Kramme, R., Springer Verlag Deutschland GmbH; , S. 617 & 624- 625, ISBN 978-3-662-48770-9

IVSS: Eickmann, U., Falcy, M., Fokuhl, I., Rüegger, M., Bloch, M., Merz, B. (2011) *Chirurgische Rauchgase: Gefährdungen und Schutzmaßnahmen- Arbeitspapier für Arbeitsschutzexperten in betroffenen gesundheitsdienstlichen Einrichtungen;* Hrsg. Internationale Sektion der IVSS für die Verhütung von Arbeitsunfällen und Berufskrankheiten im Gesundheitswesen; IVSS- Internationale Vereinigung für Soziale Sicherheit (ISSA); ISBN: 987-92-843-7194-5; ISSN: 1015-8022 No Serie 2058

Mowbray, N., Ansell, J., Warren, N., Wall, P., Torkington, J. (2013) *Is surgical smoke harmful to theatre staff? A systematic review;* Surgical Endoscopy, Volume 27, Issue 9; Seiten 3100-3107; Springer Science & Business Media New York; DOI:10.1007/s00464-013-2940-5

McCormick, P. W. (2008) *Bovie Smoke; A perilous Plume;* American Association of Neurosurgeons; Volume 17; No.1; Seiten 10-12;

Okoshi, K., Kobayashi, K., Kinoshita, K., Tomizawa, Y., Hasegawa, S., Sakal, Y. (2015) *Health risks associated with exposure to surgical smoke for surgeons and operating room personnel;* Surgery Today Volume 45, Issue 8, Seiten 957-965; Springer Singapore; DOI:10.1007/s00595-014-1085-z

Paz, J. (2009) *Handbook of Modern Hospital Safety; 2ndEdition;* Kapitel 12, Seite 47; Hrsg. Charney, W.; CRC Press, Taylor& Francis Group, Boca Raton, London, New York; ISBN: 13-978-1-4200-4786-8

Raiser, J. (2009) *OP-Lagerungen für Fachpersonal;* Hrsg. Aschemann, D., Springer Medizin Verlag Heidelberg; Seite 38, ISBN: 13-978-3-540-79316-8

Rioux, M., Garland, A., Webster, D., Reardon, E. (2013) *HPV positive tonsillar cancer in two laser surgeons: case reports;* Journal of Otolaryngology- Head and Neck Surgery; Volume 42; DOI: 10.1186/1916-0216-42-54

Robinson, J., Hanke, C. W., Siegel, D. M., Fratila, A., Bhatia, A. C., Rohrer, T. E. (2010) *Surgery of the Skin- Procedural Dermatology; 2nd Edition;* Mosby- Elsevier; Edinburgh, London, New York, Oxford, Philadelphia, St. Louis, Sydney, Toronto; Seite 142) ISBN: 978-0-323-06575-7

Rothrock, J. C. (2015) *Alexander's Care of the Patient in Surgery; 15th Edition;* Elsevier Mosby; St. Louis, Missouri; ISBN: 978-0-323-06916-8

Seeber, P., Shander A. (2007) *Basics of Bloodmanagement;* 1st Edition; Blackwell Publishing; Seite 176, ISBN:978-1-4051-5131-3

Tabori, E., (2018) *Gefährliche Gase – Laser und Elektrochirurgie;* Im OP, Fachzeitschrift für OP-Personal und OTA; Ausgabe 1/18; Thieme Verlag; Seiten 15-17; ISSN: 1611-7905

Ulmer, B. C. (2008) *The Hazards of Surgical Smoke;* AORN Journal, Volume 87, Issue 4; Seiten 721- 738 DOI:10.1016/j.aorn.2007.10.012

Watson, D. S. (2011) *Perioperative Safety;* E-Book, Elsevier Mosby; Health Sciences; St. Louis; Seite 214, ISBN: 978-0-323-06985-4

Internetquellen

ArbeitnehmerInnenschutzgesetz: Rechtsinformationssystem des Bundes (RIS)
https://www.ris.bka.gv.at/GeltendeFassung.wxe?Abfrage=Bundesnormen&Gesetzesnummer
=10008910 (zugegriffen am 18.07.2018)

Ball, K., (2010) *Compliance with surgical smoke evacuation guidelines: Implications for
practice;* AORN Journal, Volume 92, Issue 2; Seiten 142-149;
DOI:10.1016/j.aorn.2010.06.002 https://www.ncbi.nlm.nih.gov/pubmed/20678603
(zugegriffen am 22.10.2018)

Bundesanstalt für Arbeitsschutz und Arbeitsmedizin (2014) Technische Regeln für
Gefahrenstoffe (TRGS); Gefahrenstoffe in Einrichtungen der medizinischen Versorgung –
TGRS 525 https://www.baua.de/DE/Angebote/Rechtstexte-und-Technische-
Regeln/Regelwerk/TRGS/pdf/TRGS-525.pdf?__blob=publicationFile&v=2 (zugegriffen am
01.10.2018)

Bundesrecht konsolidiert: Rechtsinformationssystem des Bundes (RIS) Gesamte
Rechtsvorschrift für Grenzwerteverordnung 2018, Fassung vom 04.11.2018
https://www.ris.bka.gv.at/GeltendeFassung.wxe?Abfrage=Bundesnormen&Gesetzesnummer
=20001418 (zugegriffen am 04.11.2018)

Calero, L., Brusis, T. (2003) Larynxpapillomatose- erstmalige Anerkennung als
Berufskrankheit bei einer OP-Schwester; Laryngo – Rhino – Otologie ; Volume: 82; Issue 11;
Seiten 790-793; Georg Thieme Verlag Stuttgart, New York; DOI:10.1055/s-2003-44546

DGKH- Deutsche Gesellschaft für Krankenhaushygiene (2015) *Krankenhaushygienische
Leitlinie für die Planung, Ausführung und den Betrieb von Raumlufttechnischen Anlagen in
Räumen des Gesundheitswesens;* Hygiene & Medizin; Hyg Med 2015 ;40-12; Seiten 519-
526 https://www.krankenhaushygiene.de/ccUpload/upload/files/leitlinien/2015_12_rlta.pdf
(zugegriffen am 22.09.2018)

Fan, J. K., Chan, F. S., Chu, K. M. (2009) *Surgical Smoke*; Asian Journal of Surgery; Volume
32; No.4; Elsevier; Seiten 253- 257; https://doi.org/10.1016/S1015-9584(09)60403-6
(zugegriffen am 15.08.2018)

Ferreira H., Ferreira C. (2015) *Principles and Use of electrosurgery in Laparoscopy; in: Manual of Minimal Invasive Gynecological Surgery; Chapter 5, Pages 69-77* Edition 1st; Publisher: Jaypee Brothers Medical Publishers; New Delhi, India; DOI:10.5005/jp/books/12446_6 https://www.researchgate.net/publication/285917561 (zugegriffen am 15.08.2018)

Gao, S., Koehler, R. H., Yermakov, M., Grinshpun, S. A. (2016) *Pormance of Facepiece Respirators and Surgical Masks Against Surgical Smoke: Simulated Workplace Protection Factor Study*; The Annals of Occupational Hygiene, Volume 60, Issue 5, Seiten 608–618; DOI: 10.1093/annhyg/mew006; https://academic.oup.com/annweh/article-abstract/60/5/608/2196163?redirectedFrom=fulltext (zugefriffen am 04.11.2018)

Haiden, R. (2015) *Rauchfreies Krankenhaus – auch im OP!;* Klinik 05/2015; Hrsg. MedMedia Verlag und Mediaservice GmbH https://www.medmedia.at/klinik-ausgaben/rauchfreies-kh-auch-im-op/ (zugegriffen am 29.09.2018)

MA 15 – Gesundheitsdienst der Stadt Wien, (2015) *Anforderungen an OP-Räume, Eingriffsräume und Behandlungsräume -Invasiv*; Arbeitskreis für Hygiene in Gesundheitseinrichtungen des Magistrats der Stadt Wien, Stand 21. Oktober 2015; https://www.wien.gv.at/gesundheit/strukturen/hygiene/pdf/hygiene-nr28.pdf (zugegriffen am 24.06.2018)

NIOSH, The National Institute for Occupational Safety and Health (1996) *Control of Smoke From Laser/Electric Surgical Procedures*; DHHS (NIOSH) Publication Number 96-128; Centers for Disease Control and Prevention https://cdc.gov/niosh/docs/hazardcontrol/hc11.html (zugegriffen am 05.10.2018)

NIOSH, The National Institute for Occupational Safety and Health (2015) *Study Finds Healthcare Workers' Exposure to Surgical Smoke Still Common;* https://www.cdc.gov/niosh/updates/upd-11-03-15.html (zugegriffen am 22.10.2018)

Parlament, Republik Österreich, Definition: "Richtlinien"; Wien https://www.parlament.gv.at/PERK/GL/EU/R.shtml#Richtlinien (zugegriffen am 01.10.2018)

Shokrollahi K., Raymond, E., Murison, M. S. C. (2004) *Lasers: Principles of Surgical Applications; in: The Journal of Surgery; Volume 2; Issue 1; Pages 28- 34*; Publisher Elsevier; DOI:10.1016/1743-9191(06)60023-X
https://www.sciencedirect.com/science/article/pii/S174391910660023X (zugegriffen am 16.08.2018)

Spruce, L., Braswell, M. L., (2012) *Implementing AORN recommended practices for electrosurgery,* AORN Journal Volume 95, Issue 3, Seiten 373-384; DOI:10.1016/j.aorn.2011.12.018 https://www.ncbi.nlm.nih.gov/pubmed/22381556 (zugegriffen am 26.10.2018)

The Association for Perioperative Practice (AfPP), (2009) *Surgical Smoke: What we Know;* Brochure; The British Occupational Hygiene Society, The Canadian Standards Association, Australian College of Operating Room Nurses, Association of periOperative Registered Nurses, The International Federation of Perioperative Nurses und Operating Room Nurses Association of Canada; https://www.afpp.org.uk/filegrab/1smokeplume-Final1.pdf?ref=1112 (zugegriffen am 03.03.2018)

Wehrmedizin und Wehrpharmazie (2015) *Chirurgische Rauchgase im OP: TRG525 beschreibt adäquate Schutzmaßnahmen; https://wehrmed.de/article/2637-chirurgische-rauchgase-im-op.html (zugegriffen am 22.10.2018)*

Wirtschafstkammer Österreich (WKO); Normen und Normungsprozess; Grundlagen der Normung in Österreich; Stand 26.02.2018 https://www.wko.at/service/innovation-technologie-digitalisierung/grundlagen-der-normung-in-oesterreich.html (zugegriffen am 01.10.2018)

IN 1946 „Raumlufttechnik - Teil 4: Raumlufttechnische Anlagen in Gebäuden und Räumen des Gesundheitswesens", Beuth Verlag GmbH, Berlin 2008

DIN EN 149:2009-08 „Atemschutzgeräte – Filtrierende Halbmasken zum Schutz gegen Partikeln- Anforderungen, Prüfungen, Kennzeichnung", Beuth Verlag GmbH,

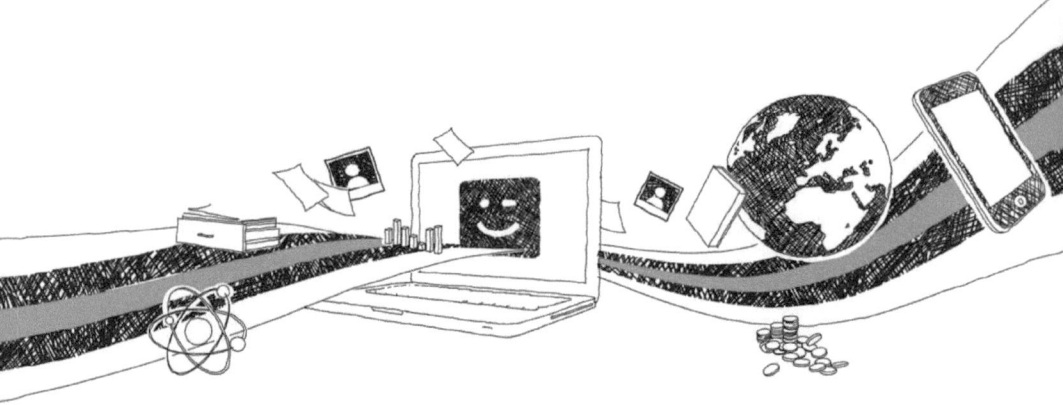
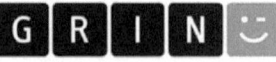